中国妇幼卫生

Health Care for Women and Children in China

中国疾病预防控制中心妇幼保健中心　**组织编写**

主　编 张　彤

副主编 金　曦　杨　琦

U0212288

人民卫生出版社

·北京·

版权所有，侵权必究！

图书在版编目(CIP)数据

中国妇幼卫生 / 张彤主编. —北京：人民卫生出版社，2020.11

ISBN 978-7-117-30819-9

Ⅰ.①中… Ⅱ.①张… Ⅲ.①妇幼卫生－卫生工作－中国 Ⅳ.①R17

中国版本图书馆 CIP 数据核字（2020）第 208976 号

| 人卫智网 | www.ipmph.com | 医学教育、学术、考试、健康，购书智慧智能综合服务平台 |
| 人卫官网 | www.pmph.com | 人卫官方资讯发布平台 |

中国妇幼卫生
Zhongguo Fuyou Weisheng

主　　编：张　彤

出版发行：人民卫生出版社（中继线 010-59780011）

地　　址：北京市朝阳区潘家园南里 19 号

邮　　编：100021

E - mail：pmph @ pmph.com

购书热线：010-59787592　010-59787584　010-65264830

印　　刷：北京汇林印务有限公司

经　　销：新华书店

开　　本：710×1000　1/16　印张：9

字　　数：157 千字

版　　次：2020 年 11 月第 1 版

印　　次：2021 年 2 月第 1 次印刷

标准书号：ISBN 978-7-117-30819-9

定　　价：90.00 元

编者名单

主　编　张　彤
副主编　金　曦　杨　琦
编　者　(按姓氏笔画排序)

马　兰　中国疾病预防控制中心妇幼保健中心
王　芳　中国医学科学院医学信息研究所
王付曼　中国疾病预防控制中心妇幼保健中心
王爱玲　中国疾病预防控制中心妇幼保健中心
王琳琳　北京大学生育健康研究所
王潇滟　中国疾病预防控制中心妇幼保健中心
甘贝贝　健康报
伍晓艳　安徽医科大学公共卫生学院
杜鸿祎　北京大学公共卫生学院
杨　丽　中国疾病预防控制中心妇幼保健中心
杨　琦　中国疾病预防控制中心妇幼保健中心
杨宇宁　联合国儿童基金会驻华办事处
吴久玲　中国疾病预防控制中心妇幼保健中心
吴方银　四川省妇幼保健院
狄江丽　中国疾病预防控制中心妇幼保健中心
宋　波　中国疾病预防控制中心妇幼保健中心
张　彤　中国疾病预防控制中心妇幼保健中心
张　悦　中国疾病预防控制中心妇幼保健中心
陈永超　中国医学科学院医学信息研究所
罗　荣　中国疾病预防控制中心妇幼保健中心
罗晓敏　中国疾病预防控制中心妇幼保健中心

前　言

20世纪80年代初期，中国一半以上（58.9%）的孕产妇还在家由从未经过正规培训的"接生婆"来接产，产科出血、产褥感染是夺取大多数孕产妇生命的主要原因，"七日风"（新生儿破伤风）随时威胁着新生儿的生命健康；而如今，几乎所有的（99.9%）孕产妇都去医院分娩，产褥感染早已不再成为威胁孕产妇生命的死亡原因，产科出血也从三十多年来持续位居首位死因，降为第二位死因，而新生儿破伤风也早已从人们的视线中消失。

20世纪80年代中期，联合国儿童基金会援华妇幼卫生项目为中国边远地区配备的交通工具中还包括"驴子"！而如今，在中国，功能齐全的救护车已经成为孕产妇及新生儿急救绿色通道第一时间护送孕产妇和新生儿转运的主要交通工具。

20世纪80年代末期，省级妇幼保健机构信息人员培训时，还要教大家如何开关电脑，而如今，集成的妇幼信息平台可以让省级专家远程指导和帮助县级医生现场抢救危重孕产妇和新生儿。

几近三十年，我荣幸地与全国广大妇幼工作者一道见证了上述这些在中华大地不断发生的不胜枚举的翻天覆地的变化。在中国，为促进公共卫生事业发展而设立的中国特有的从国家到省级、市级和县级专门、独立的妇幼保健机构和专业人员，对提高中国人口的整体健康水平发挥着至关重要的作用，成为提供妇幼保健和基本医疗服务的主力军。以"一法两纲"（即《母婴保健法》《中国儿童发展纲要》《中国妇女发展纲要》）为核心、涵盖国家宏观卫生政策和妇女儿童健康专项的法律法规，为保障妇女儿童健康提供了坚实而完善的政策法律保障。针对造成妇女和儿童疾病和死亡的主要因素，中国政府实施的基本公共卫生项目和一系列妇幼重大公共卫生服务项目，在提高妇幼卫生基本服务的公平性和可及性、缩小地区差别、改善服务和管理质量等方面做出了有益探索，不仅使项目地区直接获益，而且为其他地区提供了示范。在上述中国特有的妇幼卫生服务体系的不断完善、相关政策法律的不断健全以及妇幼公共卫生服务项目的全面开展下，经过全国各级五十余万妇幼卫生工作者的辛勤努力工作，中国妇女儿童的健康状况得到了全面的改善，从而在 2012 年 11 月被世界卫生组织正式宣布已经消除新生儿破伤风，并在 2014 年获得了十个妇幼健康高绩效国家之一的殊荣。

本书通过文献回顾和个人深入访谈的方法，运用数据、插图、表格等形式，全面介绍了中国妇幼卫生的发展历程、取得的经验和现状。第一章首先带领大家走进中国，探访了从中华人民共和国成立到目前中国妇幼卫生取得的成就；第二章以时间轴的形式，讲述了从近代到现代中国妇幼卫生发展的历史进程和各个时期重要的妇幼卫生事件；第三章分别从妇幼卫生体系的构成与作用、中国妇幼卫生人力资源及中国妇幼卫生政府投入三个方面讲述了具有中国特色的妇幼卫生体系的特点和功能；第四章通过独具特色的生动的案例，分别从减少新生儿死亡、儿童营养改善、儿童常见感染性疾病防控、促进住院分娩、预防艾滋病、梅毒和乙肝母婴传播、加强危重孕产妇管理和救治、预防出生缺陷及宫颈癌和乳腺癌筛查等九个方面全面介绍了中国妇幼卫生服务的特色、经验和取得的成绩；最后一章，则进一步分析了目前中国妇幼卫生工作面临的困难、挑战和机遇，并为大家展现了未来中国妇幼卫生发展的新蓝图。

中国幅员辽阔，由于历史原因，导致了地区间的发展不平衡，发达、发展中及贫困落后地区不同经济基础以及不同妇幼健康水平并存的现象仍然存在，使得国家统一的技术服务要求、规范，难以在全国全面开展，各级机构提供服务的能力与大众在新时期的健康保健需求之间还存在很大的差距。但我相信，在新的发展机遇下，中国妇幼工作将在提高服务的公平性和可及性、改善服务能力和水平、切实保障妇女儿童健康权益、提升妇女儿童的健康福祉中取得更大的成就。我们愿与世界各国同道分享经验，互相借鉴，共同进步。

张　彤

目　录

第一章

走进中国，探访妇幼卫生成就

妇女儿童的健康和发展是衡量国家社会经济发展和文明进步的重要指标。中华人民共和国成立后，中国始终高度重视妇女儿童的健康和全面发展。多年来，在中国政府坚持不懈的努力下，社会各界的广泛参与和国际社会的大力支持下，中国孕产妇死亡率和儿童死亡率显著下降，提前实现千年发展目标（Millennium Development Goals，MDGs）的要求[1]，被国际社会列为十个妇幼健康高绩效国家之一[2]。同时，妇女期望寿命不断提高，新生儿破伤风被成功消除，儿童生长发育和健康状况持续改善，出生缺陷发生率高态势被初步遏制，神经管畸形发生率明显降低，中国妇女儿童健康状况得到持续改善[3]。

中国现有 8.8 亿妇女儿童，约占人口总数的三分之二。关注妇幼卫生，是提高人口素质和全民健康水平、推动国家经济与社会可持续发展、构建和谐社会的战略性举措。

第一节　中国妇幼卫生的特点和发展

一、中国特色的妇幼健康服务体系

妇幼卫生体系是中国最早建立的公共卫生服务体系之一。经过多年努力，中国建成了以妇幼保健专业机构为核心，以城乡基层医疗卫生机构为基础，以大中型综合医疗机构和相关科研教学机构为技术支撑，遍布城乡、分层负责、各有侧重、根在基层的为妇女儿童提供从出生到老年遍布全生命周期的、全方位的医疗保健服务。

妇幼保健机构作为一个中华人民共和国成立后最早建立的公共卫生服务机构，对提高中国人口的整体健康水平发挥着关键性的作用。这些以妇女儿童为主要服务对象的妇幼卫生专门机构，是中国提供妇幼保健和医疗服务的主导力量。自20世纪50年代起，中国的妇幼卫生服务机构从无到有，逐步发展，目前已经建成了一个遍布城乡、相对完整的三级医疗保健服务网络，形成了一个分层负责、各有侧重、根在基层的有机服务整体，是中国开展基础性、普惠性妇幼保健公共服务最为重要的组织形式。特别是基层三级卫生服务网络的建立，在提高妇女儿童享有妇幼卫生基础服务的可及性和公平性方面发挥了不可替代的作用。

二、政府承诺，各相关部门联动协作

中国政府始终高度重视妇女儿童的健康和发展，将保障妇女儿童健康作为社会经济发展的重大战略需求和重点任务。以1994年出台的《中华人民共和国母婴保健法》为核心，中国政府相继出台了一系列配套规章和文件，使妇幼卫生工作在行政管理、监督检查和技术规范等各个环节，基本实现了有法可依。2001年国务院颁布《母婴保健法实施办法》，规定妇幼卫生工作实行"以保健为中心，以保障生殖健康为目的，保健与临床相结合，面向基层、面向群体和预防为主"的妇幼卫生工作方针，对中国妇幼卫生工作做出了明确的定位。

作为一个负责任的大国，中国政府严格履行对国际社会的承诺，先后制定和实施了1995—2000年、2001—2010年和2011—2020年《中国妇女发展纲要》和《中国儿童发展纲要》，把妇女和儿童健康纳入国民经济和社会发展的优先领域。同时，中国政府的卫生支出以及对妇幼卫生工作的投入逐年增加。

三、社会进步、经济发展、制度完善成就了中国妇幼卫生事业的发展

1949年以后，特别是改革开放以来，中国国民经济综合实力实现了历史性的巨变，综合国力明显增强，国际地位和影响力显著提高，2000—2015年，中国经济保持平稳较快发展。2014年，中国城镇居民人均可支配收入和农村居民人均纯收入分别比2000年增加了3.59倍和3.39倍。2000—2015年国内生产总值增长了5倍。2016年中国国内生产总值达到74.4万亿元人民币（10.8万亿美元），经济总量跃居世界第二位[4]。全国农村贫困人口从2012年末的9 899万人减少至2017年的3 046万人，累计减少6 853万人；贫困发生率从2012年末的10.2%下降至3.1%，累计下降7.1个百分点，消除贫困成效显著[5]。

妇女儿童健康状况的改善离不开社会因素的影响。中国建立了较为健全的，包括最低生活保障、医疗救助等8种救助类型的社会救助制度体系。2004—2015年，中国粮食产量实现连续11年增长，中国用占世界不足10%的

耕地，养活了占世界近 20% 的人口。中国政府 2005 年开始实施的农村饮水安全工程，实现了从"饮水解困"到"饮水安全"的转变。

四、广泛开展妇幼卫生项目，妇女儿童健康服务的实施技术和管理水平不断增强

中国政府积极参与妇女儿童健康领域的国际交流与合作。多年来，中国政府与世界卫生组织、联合国儿童基金会、联合国人口基金、世界银行等联合国机构和国际组织在妇女保健、儿童保健、生殖健康和计划生育等领域开展了卓有成效的合作和交流。通过合作项目的实施，改善了妇幼保健机构和基层医疗卫生机构的设施设备条件，培养了一批妇幼卫生专门人才，引进了先进的管理和服务理念以及适宜技术，提高了基层妇幼卫生服务能力，特别是贫困地区妇幼卫生能力。妇幼卫生领域的国际合作和交流，加深了中国与国际社会的沟通和了解，也为将中国妇幼卫生工作的成绩和经验推广到国际社会提供了机会和渠道。

中国政府通过实施基本公共卫生服务项目，为妇女儿童提供免费服务，实现了基本妇幼保健服务的"保基本、广覆盖"，促进妇幼健康服务均等化。同时，实施农村孕产妇住院分娩补助，农村妇女"两癌"筛查，增补叶酸预防神经管缺陷，贫困地区儿童营养改善，贫困地区新生儿疾病筛查，预防艾滋病、梅毒和乙肝母婴传播，孕前免费优生检查，地中海贫血防控试点等妇幼重大公共卫生服务项目，针对造成妇女和儿童疾病和死亡的主要因素，解决重点地区和弱势群体的妇幼健康问题。

妇幼卫生项目的开展，不仅使项目地区直接获益，显著降低了当地的孕产妇和儿童死亡率，提高了妇女儿童健康水平，在改善基层妇幼卫生基础设施、加强人力资源开发、提高基层妇幼卫生保健服务的质量等方面起到了重要的推动作用；而且也为其他地区提供了示范。项目活动在提高妇幼卫生保健的公平性和可利用性、缩小地区差别、改善妇幼卫生保健服务管理等方面做出了有益的探索。

第二节　中国妇女儿童健康状况明显改善

一、妇女健康状况大幅提升

（一）孕产妇死亡率持续下降

孕产妇死亡率是衡量妇女健康水平的核心指标之一。中国对孕产妇死亡率

的官方记录始于 1949 年，约为 1 500/10 万[6]。中华人民共和国成立前，由于贫穷落后、战争、不良生活习俗、卫生基层薄弱等因素的影响，中国妇女儿童健康水平处于世界较低水平，孕产妇和婴儿死亡率相当于英国的 4～5 倍[1]。

中华人民共和国成立以来，中国孕产妇死亡率呈现持续下降的趋势，由 1949 年的 1 500/10 万下降至 2015 年的 20.1/10 万，下降幅度为 98.7%，并提前一年实现了联合国千年发展目标 5——即截止到 2015 年，孕产妇死亡率在 1990 年基础上降低四分之三的目标（图 1-1），这是由于中国各地区的孕产妇死亡率逐步下降的结果。

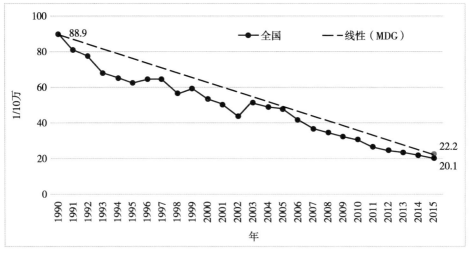

图 1-1　1990—2015 年全国孕产妇死亡率下降趋势与千年发展目标的比较。（数据来源：1990 年：全国孕产妇死亡调研协作组. 全国孕产妇死亡监测结果分析[7]；国家卫生计生委. 中国卫生和计划生育统计年鉴）

1990—2015 年，城市孕产妇死亡率由 49.9/10 万下降到 19.8/10 万，农村由 114.9/10 万下降到 20.2/10 万，下降幅度分别为 56.9% 和 82.0%，农村孕产妇死亡率的下降速度明显快于城市，城乡差距逐年缩小，2015 年基本持平（城市：19.8/10 万，农村：20.2/10 万），提示城乡孕产妇生存的公平性明显改善，城乡差距基本消失（图 1-2）。

孕产妇死亡率下降的幅度和速度呈现阶段性特点。1949—1990 年是我国孕产妇死亡率下降速度最快的阶段，由 1949 年的 1 500/10 万下降至 1990 年的 88.9/10 万，年平均下降速度达到 6.7%。这一阶段，主要通过普及新法接生、建立妇幼卫生体系、加强人员能力等措施促进了妇女生存状况的改善。

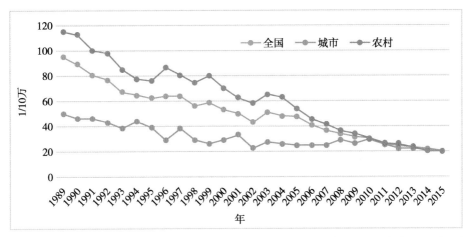

图 1-2　1989—2015 年城乡地区孕产妇死亡率变化趋势。（数据来源：1989 年和 1990 年：全国孕产妇死亡调研协作组．全国孕产妇死亡监测结果分析；1991—2015 年：国家卫生和计划生育委员会．中国卫生和计划生育统计年鉴）

进入 20 世纪 90 年代，我国妇幼卫生工作进入"促进妇女儿童全面发展"的新时期。1990 年《儿童生存、保护和发展世界宣言》的签署、《妇女发展纲要（1995—2000）》和《九十年代中国儿童发展规划纲要》的颁布和《中华人民共和国母婴保健法》及配套法规的颁布实施为我国妇幼卫生工作提供了法律依据和制定了的工作目标，为开展国际合作和交流创造了良好的国际环境，妇幼卫生工作进入了前所未有的新局面。1990—2000 年，孕产妇死亡率由 1990 年的 88.9/10 万下降至 2000 年的 53.0/10 万，降幅达 40.4%。

此后我国孕产妇死亡率继续稳步下降。2011—2015 年，孕产妇死亡率由 26.1/10 万下降至 20.1/10 万，年平均下降速度为 6.3%。这一阶段的下降主要与卫生部（现国家卫生健康委）实施的"降低孕产妇死亡率、消除新生儿破伤"（简称"降消"）项目、农村孕产妇住院分娩补助项目、国家"新型农村合作医疗制度"、基本公共卫生服务项目及其他国际合作项目有关。

与全球相比，1990—2015 年间，中国孕产妇死亡率的年平均下降速度为 5.2%，远高于世界平均水平（2.3%）、发达国家水平（2.6%）、发展中国家水平（2.4%）、中等收入国家水平（2.6%）和低收入国家水平（2.9%）[8]。

虽然中国在降低孕产妇死亡率方面取得了显著成绩，但与发达国家相比，仍存在一定差距。2015 年中国的孕产妇死亡率为 20.1/10 万，明显高于美国（14/10 万）、英国（9/10 万）、日本（5/10 万）和韩国（11/10 万）。根据世界卫生组织和联合国儿童基金会的数据[8]，2015 年中国孕产妇死亡率相当于全球发达地区 1990 年的平均水平。与"金砖国家"相比，明显低于巴西（44/10 万）、印度（114/10 万）和南非（138/10 万，与俄罗斯基本持平（25/10 万），但仍有较大的下降空间。

（二）孕产妇主要死亡原因发生了明显变化

中华人民共和国成立前，严重营养不良、传染性疾病、产科出血和产褥感染等夺去了大量孕产妇的生命。1984 年，中国成立了由 21 个省（市、自治区）专题调研协作组，对孕产妇死亡情况进行调研，获得的中国孕产妇死亡原因最早数据表明 [7,9]，导致孕产妇死亡的首位原因为产科出血（45.4%），其次为心脏病（11.1%）和妊娠高血压疾病（10.6%），产褥感染（6.5%）、妊娠合并肝炎（4.4%）和羊水栓塞（4.2%）分列于死因顺位的第 4～6 位。82.3% 的孕产妇死亡是由上述六种原因导致的。

2015 年与 1989 年比较，由上述原因导致孕产妇死亡的人数均出现大幅下降，其中以产科出血与产褥感染降幅最为明显（分别下降了 91.0% 和 98.2%）。尽管 2015 年与 1989 年相比全国产科出血仍然为导致孕产妇死亡的首位原因，但在城市地区产科出血已经位居第二位死因，并且产褥感染已不再成为孕产妇死亡的主要原因（表 1-1）。

表 1-1　全国、城市和农村孕产妇死因死亡率(1/10 万), 1989—2015 年

死因	1989 年			2000 年			2015 年		
	全国	城市 *	农村 *	全国	城市	农村	全国	城市	农村
产科出血	49.1	37.0	51.6	40.5	19.4	46.7	21.1	17.9	22.5
妊高症	10.1	12.7	11.6	14.9	10.5	16.2	11.6	4.8	14.7
心脏病	8.9	10.0	7.8	8.5	10.5	7.9	16.4	26.2	12.0
羊水栓塞	5.4	9.0	4.1	10.8	16.4	9.2	9.5	3.6	12.0
产褥感染	5.9	3.5	4.8	5.1	4.4	5.2	0.7	1.2	0.5
肝病	3.8	4.7	2.9	5.1	7.5	4.4	4.7	3.6	5.2
其他疾病	16.8	23.1	17.2	15.1	31.3	10.4	36.0	42.7	33.1
合计	100.0	100.0	100.0	100.0	100.0	100.0	100.0	100.0	100.0

数据来源：国家卫生和计划生育委员会. 中国卫生和计划生育统计年鉴；丁辉等，1999[7]。

（三）妇女常见疾病的病种有了突出的变化

妇女常见病是指发生在女性生殖器官或乳腺的常见疾病。中华人民共和国成立之时，中国妇女常见病以性传播疾病（梅毒、淋病）、子宫脱垂和尿瘘、月经病、滴虫性阴道炎、宫颈癌为高发疾病，因此中国将性病、子宫脱垂和尿瘘、月经病、滴虫性阴道炎作为妇女常见病防治的重点。1956 年发布《全国农村发展

纲要》，要求限期消灭性病，开展了大规模消灭性病运动，1959 年中国基本消灭性传播疾病。1960 年 8 月，卫生部发出《进一步防治子宫脱垂的通知》，提出了具体的防治方案和措施。1977 年开始开展第 2 次子宫脱垂和尿瘘的"两病"的普查普治工作。到 1981 年共治愈子宫脱垂患者 128 万人，尿瘘 17 000 人，治愈者占原有病人的 60% 以上。从 20 世纪 50 年代开始，中国成立了全国宫颈癌防治研究协作组，建立了专门的防治协作机构和网络：城市以综合医院，农村以县医院（包括妇幼保健院）为中心，分期分片逐步筛查。同时开展了防癌卫生宣传，提高妇女自我监测能力。从 1978 年起逐步建立了妇女常见病普查制度，列入妇女保健常规工作内容中，并提出了在城市以预防宫颈癌、农村以预防子宫脱垂为中心，定期开展妇女病普查普治工作。通过上述措施，中国的宫颈癌发病率明显降低，20 世纪 80 年代初改革开放以来，生殖道感染 / 性传播疾病的发生率逐年增加，2000 年 15 省已婚妇女常见病患病率调查结果表明，生殖道感染已成为妇女常见病的首位疾病，检出率为 42.9%。而宫颈癌发病率下降缓慢，到 90 年代开始甚至又出现小幅度上升趋势，乳腺癌也已成为危害妇女健康的主要恶性肿瘤；而同时，尿瘘和Ⅱ度以上子宫脱垂的发病率明显降低，由 1995 年的 5.1/10 万和 64.7/10 万，降低到 2002 年的 1.9/10 万和 22.4/10 万。因此，2003 年开始，尿瘘和子宫脱垂不再纳入妇女常见病中，而宫颈癌、乳腺癌及生殖道感染 / 性传播疾病则成为中国妇女常见病的防治重点。

20 世纪 80 年代初改革开放以来，生殖道感染 / 性传播疾病的发生率逐年增加，2000 年 15 省已婚妇女常见病患病率调查结果表明，生殖道感染已成为妇女常见病的首位疾病，检出率为 42.9%。而宫颈癌发病率下降缓慢，到 90 年代开始甚至又出现小幅度上升趋势，乳腺癌也已成为危害妇女健康的主要恶性肿瘤；而同时，尿瘘和Ⅱ度以上子宫脱垂的发病率明显降低，由 1995 年的 5.1/10 万和 64.7/10 万，降低到 2002 年的 1.9/10 万和 22.4/10 万。因此，2003 年开始，尿瘘和子宫脱垂不再纳入妇女常见病中，而宫颈癌、乳腺癌及生殖道感染 / 性传播疾病则成为中国妇女常见病的防治重点。

二、儿童健康状况显著改善

（一）5 岁以下儿童死亡率持续下降

中华人民共和国成立以来，我国 5 岁以下儿童死亡率持续下降，1949 年至 2015 年全国婴儿死亡率由 200‰ 下降至 8.1‰，下降幅度为 96.0%。且各个时期的下降幅度呈现出明显的阶段性 [10-12]。其中下降幅度最大和最快的两个时期为解放初至 20 世纪 60 年代末和 2001 年至今。从 1949 年至 20 世纪 60 年代末，我国婴儿死亡率迅速下降，20 世纪 60 年代后期下降了约 68.3%。此期间婴儿死亡率的大幅下降主要和爱国卫生运动、传染病的控制和以赤脚医生为基础的中国公共卫生体系的建设相关。中华人民共和国成立后，我国制定了卫生工作的四大方针，即面向工农兵、预防为主、团结中西医、卫生工作与群众运动相结合的方针。在此方针的指导下，迅速完成了第一次卫生革命，开展以除四害、讲卫生为主要内容的爱国卫生运动，建立以赤脚医生为基础的医疗卫生体系，探索农村合作医疗制度等，这些工作的开展，对婴儿死亡率的快速下降起到了重要作用。

进入到 20 世纪 80 年代后，婴儿死亡率下降放缓，总体下降幅度不到 20%，年平均下降速度仅为 1.6%。20 世纪 90 年代后，下降增快，2000 年显现快速下降，2011—2015 年中国婴儿死亡率下降最快，年均下降速度达 9.5%。其中尤以农村婴儿死亡率下降最快，年平均下降速度为 10.1%，使农村与城市的差距进一步缩小（图 1-3）。上述成就的取得与《中华人民共和国母婴保健法》《中国儿童发展纲要》等法律法规的颁布，建立新型农村合作医疗制度和一系列国家重大卫生项目如"降低孕产妇死亡率，消除新生儿破伤风"、国家基本公共卫生服务和妇幼重大公共卫生服务等项目的实施密不可分。

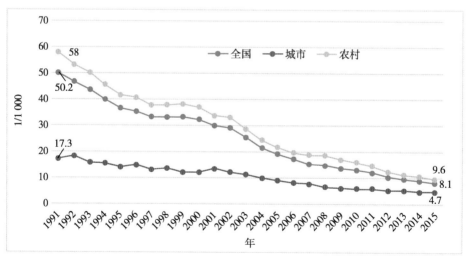

图 1-3　1991—2015 年婴儿死亡率的变化情况。（数据来源：国家卫生和计划生育委员会. 中国卫生和计划生育统计年鉴）

我国 5 岁以下儿童死亡率也明显降低（图 1-4）。由 1970 年的 120‰ 下降至 2015 年的 11.7‰，下降了 91.1%，年平均下降速度为 5.2%。与全球相比（表 1-2），1970—1995 年期间，中国 5 岁以下儿童死亡率下降幅度高于世界平均水平，但低于英国、日本等发达国家和巴西、马来西亚。1995—2012 年，5 岁以下儿童死亡率下降幅度和速度加快，明显高于英国、日本、巴西和马来西亚，且与发达国家之间差距逐步缩小。与日本、英国的 5 岁以下儿童死亡率的差距从 1970 年的 6.9 倍、6.8 倍缩小到 2012 年的 4.4 倍和 2.6 倍 [14, 15]。同时由于 5 岁以下儿童死亡率的大幅下降，我国于 2008 年提前实现了联合国千年发展目标。但是，因人口基数大，2012 年我国 5 岁以下儿童死亡人数尚占全球 5 岁以下儿童死亡人数的 4%[14]。

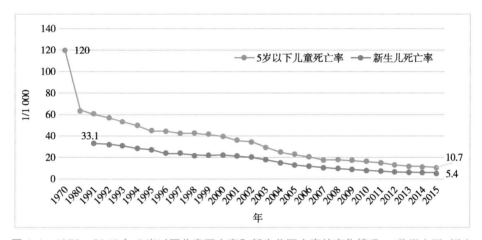

图 1-4　1970—2015 年 5 岁以下儿童死亡率和新生儿死亡率的变化情况。（数据来源：国家卫生和计划生育委员会. 中国卫生和计划生育统计年鉴；联合国开发计划署，2002[13]）

表 1-2　不同时期、不同国家 5 岁以下儿童死亡率的下降情况

国家	年份			下降幅度 /%		年均下降速度 /%	
	1970	1995	2012	1970—1995	1995—2012	1970—1995	1995—2012
中国	120	44.5	13.2	62.9%	70.3%	−3.9%	−6.9%
美国	23.2	9.5	7	59.1%	26.3%	−3.5%	−1.2%
英国	20.8	7.2	5	65.4%	30.6%	−4.2%	−1.4%
日本	17.4	5.6	3	67.8%	46.4%	−4.4%	−2.5%
巴西	133.7	42.1	14	68.5%	66.7%	−4.5%	−4.3%
马来西亚	70	17	9	75.7%	47.1%	−5.5%	−2.5%
世界平均	146	85	48	41.8%	43.5%	−2.1%	−2.3%

数据来源：联合国儿童基金会，2009 & 2014[14]。

不同地区之间 5 岁以下儿童死亡率差距虽有所缩小，但依然明显。2015 年城市和农村 5 岁以下儿童死亡率分别为 5.8‰ 和 12.9‰，比 1991 年分别下降了72.2% 和 81.9%，农村与城市 5 岁以下儿童死亡率的差距从 1991 年的 3.4 倍缩小到 2015 年的 2.2 倍，但城乡差距依然存在。提示降低儿童死亡率应重点在西部地区实施干预，以促进儿童生存的公平性。

总之，中国 5 岁以下儿童死亡率方面成效显著。与美国相比，中国用了近 57 年的时间将婴儿死亡率从 50 年代末的近 100‰ 降低到 2014 年的 8.9‰，而美国则用了 90 年的时间将死亡率从 1900 年的 100‰ 降低到和中国相似的水平（9‰）[14, 16]。

中国 5 岁以下儿童死亡率的降低对提高人口平均期望寿命贡献巨大。国际经验显示，对尚不发达、人口死亡水平相对较高的发展中国家而言，儿童死亡率，特别是婴儿死亡率的下降对人口平均期望寿命的提高尤为重要。有研究表明[17]，1990—2000 年中国出生时平均期望寿命从 69.5 岁提高到 72.1 岁，其中 24.7% 归因于 5 岁以下儿童死亡率的下降。而 1990—2005 年期间中国人均预期寿命提高了 4.4 岁，其中 48% 归因于 5 岁以下儿童死亡率的下降。

（二）感染性疾病已不再是儿童的重要死因

20 世纪 50 年代和 60 年代全国传染病发病率在 3 000/10 万[18]。传染病发病率如此之高，再加上许多由于营养不良引起的疾病，严重威胁着儿童的健康。

在中国基本上控制并消除了严重的传染病和寄生虫病。同时，随着经济的发展，医疗、卫生条件得到迅速改善，儿童死因也有了很大的变化。1974—1976 年期间全国十二省市进行的儿童死亡回顾调查结果表明[19]，肺炎是婴儿死亡的首位死因。新生儿死因构成中，早产、出生窒息、新生儿肺炎和新生儿破伤风是前四位死因，提示婴儿死亡的死因构成中，主要以感染性疾病为主。进入 90 年代后，感染性疾病呈逐渐下降的趋势，非感染性疾病所占比例逐渐增大。就传染病而言，1995 年死亡率为 185.2/10 万，比 1991 年的 403.7/10 万下降了 54.1%，传染病已不再是 5 岁以下儿童的重要死因[20-22]。

2015 年 1～4 岁儿童死亡的前 4 种死因为意外伤害（50.9%）、其他慢性病（19.2%）、先天畸形（9.2%）和肺炎（9.2%）。虽城市和农村死因分布略有不同，但意外伤害是导致 1～4 岁儿童死亡的首位死因。和 2000 年相比，先天畸形和其他慢性病的死因构成比有所上升，其他慢性病已成为 1～4 岁儿童死亡的第二位死因。同时，尽管肺炎、腹泻和脑膜炎等感染性疾病的构成明显降低，但仍是导致 1～4 岁儿童死亡的前五位死因。

2015 年 1～11 月龄婴儿死因为感染性疾病（40.6%）、先天畸形（24.4%）、伤害（14.6%）和其他慢性病（12.6%）。感染性疾病中，以肺炎和腹泻为主。与 2000 年相比，肺炎、腹泻所占比例明显降低，但值得一提的是，肺炎依然是农村

1～11 月婴儿的第一位死因。

2015 年新生儿主要死因依次为早产 / 低出生体重（30.8%）、窒息 / 产伤（25.5%）、先天畸形（15.2%）、肺炎（8.6%）。与 2000 年相比，早产 / 低出生体重、先天畸形的比例增高，而窒息 / 产伤（产时并发症）和感染性疾病（如肺炎、腹泻脑膜炎和破伤风）的比例降低。与 2013 年全球新生儿死因分布相比 [23]，脑膜炎 / 败血症占比相对较低，先天畸形占比相对较高，其他死因分布相似。

（三）儿童生长发育已超过世界卫生组织 2006 年推荐的儿童生长发育标准

调查地区儿童生长发育监测结果显示，过去 40 年来，不论城乡、性别，中国儿童的身高、体重生长发育水平指标显著提高，呈快速增长趋势，且男童、女童趋势无明显差异。以 5～5.5 岁年龄组为例，1975—2015 年期间，男童和女童体重分别增长了 3.70kg 和 3.28kg，身高分别增长了 8.0cm 和 8.2cm。每十年来看，1975—1985 年、1985—1995 年、1995—2005 年身高、体重的增长幅度逐渐变大，2005—2015 年增长幅度略有下降，但仍保持较大幅度增长。

城乡儿童体格生长差别也逐渐缩小。1975 年体格发育调查结果显示，4～5 岁龄城市男童身高的城乡差为 3.7cm，2015 年缩小到 0.6cm。1975 年女童身高的城乡差为 4.2cm，2015 年缩小到 0.4cm[24]。且调查地区儿童的体格发育平均水平已超过世界卫生组织 2006 年推荐的儿童生长发育标准 [23]。

我国儿童营养不良状况持续改善，城乡差距缩小。1990—2013 年期间，5 岁以下儿童生长迟缓率从 33.1% 下降为 8.1%，下降幅度为 75.5%。其中城市从 11.4% 下降为 4.3%，下降幅度为 62.3%，农村从 40.3% 下降为 11.2%，下降幅度为 72.2%，农村的降幅大于城市 [25]（图 1-5）。5 岁以下儿童生长迟缓率的城乡差别也逐渐缩小，从 1990 年的 28.9 百分点缩小为 8.7 百分点，但农村地区 5 岁以下儿童生长迟缓率仍然较高，提示农村营养不良状况仍需改善。与其他国家相比，我国 5 岁以下儿童生长迟缓率明显低于全球平均水平，与美国等发达国家的差距逐渐缩小 [25]。

贫血，尤其是缺铁性贫血是中国 5 岁以下儿童最常见的营养缺乏性疾病。1992 年至 2005 年中国城市和农村 5 岁以下儿童贫血患病率在 12%～20% 之间徘徊，没有明显改善 [26]。2005 年开始持续下降，从 19.3% 下降到 2010 年的 12.6%，其中，城市由 11.3% 下降到 10.3%；农村由 21.9% 下降到 13.3%，农村下降幅度大于城市。但西部农村地区仍是儿童贫血的高发地区（图 1-6）。有数据表明，2009 年我国贫困农村地区 2 岁以下儿童贫血患病率在 32.1%～42.3% 之间，仍明显高于城市地区 [27]。

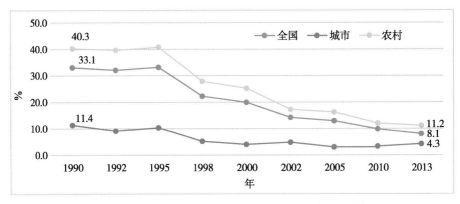

图 1-5　1990—2013 年 5 岁以下儿童生长迟缓率变化情况

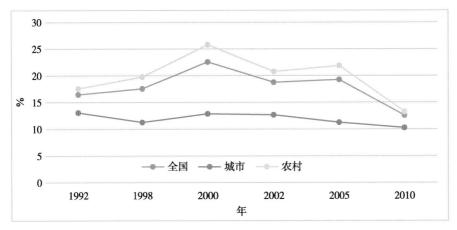

图 1-6　1992—2010 年贫血患病率变化情况

（四）儿童患病率总体呈下降趋势，就诊情况明显好转

1998—2012 年的国家卫生服务调查数据显示，调查地区 5 岁以下儿童两周患病率从 1998 年的 20.2% 下降至 2012 年的 10.6%，而 5 岁以下儿童两周患病就诊率从 30.7% 上升到 86.2%[28]，提示中国 5 岁以下儿童两周患病率总体呈下降趋势，且患病后就诊情况明显好转。

急性呼吸道感染和腹泻是中国 5 岁以下儿童患病率最高的感染性疾病。1998 年开展的全国营养监测显示我国城市和农村的 6 岁以下儿童呼吸系统疾病两周患病率分别为 23.8% 和 22.0%。儿童腹泻的两周患病率城市和农村分别为 4.3% 和 7.0%。2000 年以来，我国不同地区开展的调查表明 5 岁以下儿童腹泻两周患病率整体上农村高于城市，呼吸系统疾病两周患病率总体城市高于农村，农村留守儿童和城市流动儿童的急性呼吸道感染和腹泻的患病率较高[28, 29]，但目前尚缺乏全国性的长期监测数据。

第三节　中国与妇幼卫生发展之亲历者说

中国疆域辽阔，是一个以华夏文明为源泉、中华文化为基础，并以汉族为主体的多民族国家，截至2016年年底，中国大陆总人口数超过13.8亿人。

古代中国，传统医学中就有妇科、产科、儿科等，唐代著名医学家孙思邈在所著《千金要方》中将妇人胎产列于卷首，精辟地论述了妊娠、临产、产难、月经及产后护理等内容，而早至战国时代的《山海经》《烈女传》《左传》等著作中也记录了胎教、难产、育儿等与妇女儿童健康相关的问题。由于古代对一些医学现象不明确，医学知识的缺乏，使得一些地区尚遗留一些不够卫生、不够科学的分娩习俗或者养育习惯，这些都在中华人民共和国成立之后逐步得到改善。

尝鼎一脔，见微知著，窥一斑而知全豹。中国疾病预防控制中心妇幼保健中心作为中国妇幼保健工作的业务指导单位，也是本书的编辑撰写单位，组织了记者对相关专家、学者、妇幼保健服务提供者和妇幼保健服务对象进行了访谈，访谈者所处的时代和具体工作不同，看妇幼卫生的视角、对妇幼卫生工作的认识也有所不同。在展示中国妇幼卫生各项工作和具体状况前，让我们跟随他们的脚步和思想，去感受中国妇幼卫生的发展。

一、国际组织驻华官员的评价

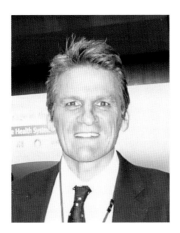

David Hipgrave
联合国儿童基金会驻华办事处原处长

David Hipgrave 是一位澳大利亚儿科医生和全球儿童健康专家，在非洲、南亚和东亚工作了 20 多年，拥有丰富的国际经验。David 于 2004 年在印度尼西亚加入联合国儿童基金会，并于 2007 年来到联合国儿童基金会驻华办公室。在中国，David 领导联合国儿童基金会在 70 多个县为儿童公共卫生提供广泛的支持，并与中国政府密切合作，推动卫生体制改革，改善妇幼保健和儿童营养状况。David 现在常驻联合国儿童基金会纽约总部，领导着一个专注于加强卫生系统的全球团队。他还在印度、缅甸和阿富汗担任联合国儿童基金会现场卫生项目的负责人。David 是墨尔本大学人口健康学院的副教授，发表了 50 多篇关于各种儿童健康、营养和卫生体系问题的论文。

中国经济的快速增长以及大量人口脱离贫困，这在很大程度上有赖于其人民健康水平的提升。中国社区公共卫生行动中，最为世界所熟知，也是最具影响的行动是 20 世纪 60—70 年代开展的所谓的"赤脚医生"工作。此后，在 20 世纪 80—90 年代间，由于职能下放、监管弱化、市场冲击及地方政府对公共卫生工作重视程度不够等原因，中国公共卫生工作发展速度开始缓慢。尽管如此，在千年发展目标时期，中国在减少孕产妇和儿童死亡方面取得的成绩仍是举世瞩目的，尤其是在新生儿死亡率下降速率上，与 5 岁以下儿童死亡率下降速率基本保持平行下降。

中国在妇幼卫生领域所取得的进展，也充分展示了中国在探索公共卫生特色性道路上的强烈意愿。例如，全球对于破伤风的防控建议各国实施孕产妇计划免疫的策略，但中国未予以采纳，而是采取推广住院分娩的策略。它通过整合公共资源，为农村和城市广大人群提供补助和其他需方激励措施，以确保住院分娩和儿童疾病机构治疗的覆盖。中国还非常重视供方的激励措施，以保证边远贫困人口对基本公共卫生服务（包括对脊髓灰质炎和麻疹等可预防疾病的免疫接种）的普遍可及，并注重服务质量以及开展综合妇幼保健服务（涵盖新生儿保健服务）。中国还持续鼓励地方政府制订地方卫生筹资和支付机制，以减少重大疾病费用风险，并加强改善地方社区卫生门诊保健服务。中国还推行了一个具有示范意义的全国孕产妇死亡评审项目，对妇幼保健机构开展评审，以及全国孕产妇死亡和危重症的准确报告和监测。

基于这些努力，中国孕产妇和儿童死亡率持续降低。实际上，中国代表了全世界 20% 的人口，在 2015 年千年发展目标结束时就已经实现了在新生儿、5 岁以下儿童和孕产妇死亡等方面的 2030 年可持续发展目标。虽然目前中国微量营养素的缺乏仍然普遍存在，尤其在农村两岁以下儿童中，但儿童低体重发生大量减少；除了极贫困的农村地区以外，生长迟缓目前在儿童群体中的发生率已非常低。

中国广大地区仍存在区域内和区域间发展不均衡的情况。与上一代相比，中国很多大城市的儿童正在享受世界上最好的公共卫生服务。但是，尽管针对最弱势人群中国也开展了引人注目的国家项目，不公平的情况依然存在，尤其对贫困儿童造成很大影响。在中国，即便是 1% 的发生率，也代表着数以百万计的生命，下一个十年将为那些未能从既往项目中平等获益的儿童群体健康改善提供一个机遇。除此以外，关注的新领域还应包括确保对儿童发育迟缓或残疾筛查的可及，以及早期干预的可及；确保新的农村 - 城市流动家庭可以获得基本公共卫生服务；确保患病新生儿和流动人口能够被健康保险自动覆盖；消除艾滋病、梅毒和乙肝病毒的母婴传播；减少迅速进展的环境和空气污染（包括吸烟）对儿童健康的影响；减少意外事故导致的残疾（通过预防和康复）以及成年慢性疾病在儿童期的危险因素。

二、中国妇幼卫生管理者 / 践行者的回顾

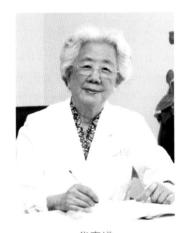

华嘉增

华嘉增教授，1924 年出生，九十多岁仍活跃在专业课堂和工作中。曾任上海市第一妇婴保健院副院长、上海市卫生局妇儿卫生处处长等，以及中华预防医学会妇女保健学会主任、名誉主任；曾被聘为全国妇幼卫生专家咨询委员会委员、世界卫生组织妇幼卫生专家组成员；先后被授中国国务院政府特殊津贴、杨崇瑞妇幼卫生奖和上海市第六届儿童工作白玉兰奖。现被聘任为卫健委生殖健康专家组成员、中国疾病预防控制中心妇幼保健中心专家组成员。

通过采取一系列措施，我国孕产妇死亡率有了大幅下降。刚解放时，我国孕产妇死亡率为 1 500/10，到 2016 年，这一数值降到 19.9/10。60 年前，孕妇分娩是很危险的，新生儿死亡的主要原因是早产、破伤风等。中国降低孕产妇死亡率和新生儿死亡率的主要做法包括：一是，提倡新法接生，培训"一躺三消毒"；二是，控制导致孕产妇死亡的产褥感染、妊娠高血压，以及拯救新生儿窒息的新生儿复苏技术；三是，20 世纪 70 年代时提出了孕产妇系统管理，为每个孕产妇建卡，后来形成了孕产妇保健手册。一方面，医疗机构通过保健手册收集孕产妇信息，方便管理，另一方面，孕产妇学习保健手册上的相关知识，提高健康素养。四是，高危孕产妇的评分管理，对每个孕产妇进行风险预警评估，根据个体情况进行分级管理。五是，开展死亡评审。

目前，我国新生儿、婴儿死亡率大幅降低，新形势下，出生缺陷的三级预防成为妇幼卫生工作的重点之一，同时随着人口老龄化，需要对更年期和老年期的保健多加关注。

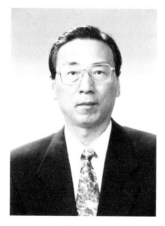

朱宗涵

朱宗涵教授，1964 年毕业于南京医学院（现南京医科大学）医疗系，1981 年获中国协和医科大学硕士学位。20 世纪 80 年代曾赴英国国立医学研究中心和纽卡塞尔大学进修，并在美国哈佛大学医学院进修，任副研究员。1982—2002 年历任首都儿科研究所研究员、所长，北京市卫生局局长。1993—1998 年任中华医学会北京分会会长。

中国城市儿童保健工作最早可以追溯到 20 世纪 50 年代，当时中央妇幼保健实验院林传家在北京开始了地段保健的试点。1962 年，中国医学科学院儿科研究所在薛沁冰、宋秀英等主持下也开始进行城市儿童保健组织形式和工作内容的研究。20 世纪 70 年代后期和 80 年代，全国各大城市陆续建立起了市、区、街道三级儿童保健网。这是中国最初的"社区卫生服务"体系。

农村儿童保健工作也在 20 世纪 60 年代初开始出现。1962 年，江西省儿童医院在顾毓麟院长领导下在南昌县小兰公社小兰大队开展了第一个农村儿童保健试点。1965 年，中国医学科学院儿科研究所在北京昌平县也开展了试点研究。70 年代，农村儿保工作试点不断扩大。在此基础上，卫生部于 1977 年委托中国医学科学院儿科研究所牵头，组织 19 个省、自治区和直辖市参加的农村儿童保健协作组，共同开展农村儿童保健组织形式、内容和方法的试点研究。从 80 年代开始我国在妇幼保健领域与世界卫生组织和联合国儿童基金会等国际组织建立广泛的合作关系，开展了很多项目，例如"加强中国基层妇幼卫生、计划生育服务"合作项目，共有 300 余个县参加。

儿童保健工作的任务和内容是在长期的实践中不断形成和发展起来的。20 世纪 50 年代主要的任务是改造旧法接生和接生婆，推广新法接生，接种牛痘，防治传染病和重度营养不良等。进入 60 年代，卫生部在 1961 年于哈尔滨市召开全国儿童保健工作会议上，提出儿童保健工作的重点任务是：营养不良、佝偻病、缺铁性贫血、肺炎及疫苗的研究等。1974 年儿科研究所恢复以后，在卫生部妇幼司领导下，组织了多项全国大合作的研究项目，例如 9 市儿童体格发育调查，12 省、市儿童死亡原因回顾调查，19 省市农村儿童保健组织形式、内容和方法研究，18 省、市（32 公社）围产期和 5 岁以下儿童死亡回顾调查等。这些项目对我国儿童保健工作的恢复和发展起到了重要的推动作用，并为规划 80 年的儿童保健工作提供了重要的依据。1980 年卫生部妇幼卫生司开始起草《城乡儿童保健工作要求（草案）》，80 年代以来，儿童保健工作有了很大的发展，业务领域不断拓展。在全国有较大影响的工作包括：传染病防控和计划免疫，围产期保健，肺炎、腹泻防治和病例管理，母乳喂养和爱婴医院行动，生长发育监测和 4-2-1 体检，营养和喂养指导，维生素和微量元素补充，新生儿复苏培训，新生儿急救和转运系统，新生儿疾病和遗传代谢病筛查，儿童疾病综合管理，心理行为发育咨询和干预，育儿咨询和指导，环境和儿童健康的监测和干预（铅中毒等），降消项目，儿童死亡和疾病（出生缺陷）监测，等等。有关儿童健康的科学研究也在不断发展和提高。

三、妇幼卫生信息的构架者/公共卫生学者的感触

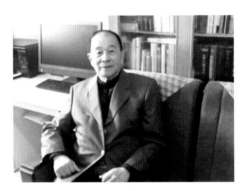

陈育德

陈育德教授，毕业于北京医学院（现北京大学医学部）卫生专业，一直在公共卫生学院任教。1989年至2000年间，任卫生部卫生统计信息中心主任。现任北京大学医学部公共卫生学院教授、卫生政策与管理学系名誉主任，兼任国家卫生信息网建设项目专家组组长。

中国已成为世界第二大经济体，现在是全球卫生（global health）的时代，卫生没有国界，妇幼卫生在中国取得了卓越成就，中国作为人口大国，有责任将经验介绍给其他发展中国家，这也是非常有效地提高全球健康水平的方法。如非洲撒哈拉地区，妇幼卫生问题非常突出，孕产妇死亡率、新生儿死亡率、婴儿死亡率居高不下，我国派专家提供技术支持。

新生儿死亡率、婴儿死亡率和孕产妇死亡率都是以出生婴儿数为分母的，出生婴儿数并不容易准确得到的。中华人民共和国成立初期开始建设妇幼卫生统计系统，1985年建立了统计报表制度，全国开始开展妇幼卫生的监测；1986年由华西医科大学开展了出生缺陷的监测，主要针对肉眼可见的出生缺陷；1989年北京妇产医院开展了以人群为基础的孕产妇死亡监测；1991年首都儿科研究所开展了5岁以下儿童的死亡情况监测；这些项目的目标各不相同，覆盖人群不一致，方法也不一样，数据标准不统一、导致这些指标无法进行综合分析利用。在充分调研的基础上，我于20世纪90年代中向卫生部提出了"三网合一"，后被采纳，1996年"三网合一"正式启动，在31个省设176县（区）的项目点，覆盖130万人口，486个医疗机构；2006年扩展到336个县（区），覆盖人口1.4亿，医疗机构780个，每年我都参与数据质量核查。

2000年9月6日召开的联合国首脑会议确定了MDG千年发展目标：以1990年为基数，到2015年孕产妇死亡率下降四分之三，婴儿死亡率下降三分之二。中国将此目标纳入了"两纲"，是否达到了这些目标指标的要求，"三网合一"的监测数据发挥了重要作用。这样的科学理念，也同样渗透在我参与的其他国家级项目，如国家卫生服务研究、中国城市初级卫生保健评价指标体系研究、国家卫生信息网络建设项目建议与实施方案、改善贫困地区综合卫生服务能力与社区卫生服务管理信息系统，以及健康统计指标体系研究等。

四、现任国家卫生健康委员会公务员的视角

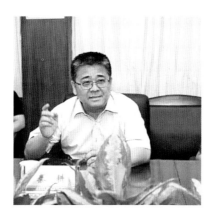

秦耕
国家卫生健康委妇幼健康服务司司长

中国政府历来高度重视妇女儿童健康。特别是改革开放以来，不断完善相关法律法规，健全各级政府的政策协调机制，完善以妇幼保健机构为核心，以基层医疗卫生机构为基础，大型综合医院和科研机构为支撑的妇幼健康服务体系，针对妇女儿童主要健康问题，实施了一系列妇幼重大公共卫生服务项目，妇幼健康服务公平性和可及性不断提高，妇女儿童健康水平不断改善。2017年，我国居民人均期望寿命达到76.7岁，婴儿死亡率、5岁以下儿童死亡率、孕产妇死亡率分别下降到6.8‰、9.1‰和0.196‰，总体上优于中高收入国家平均水平。

党的十八大以来，伴随着中国特色社会主义进入新时代，我国妇幼健康事业也同步进入了新时代。一是妇女儿童健康状况迈上新台阶，妇女儿童核心健康指标持续保持稳中向好态势。二是建立了崭新高效的妇幼健康服务新体系，实现了妇幼健康服务资源共享、优势互补、融合发展。三是倡导生育全程服务

新理念。为妇女儿童提供系统、连续、规范的优生优育全程服务，促进了妇女儿童健康有效管理。四是妇幼健康行业呈现新气象，全行业鼓舞了士气、激发了活力、增强了信心。

2016 年，中共中央、国务院印发《健康中国 2030 规划纲要》，明确提出实现从胎儿到生命终点的全程健康服务和健康保障，全面描绘了健康中国建设的蓝图，提出了提高妇幼健康水平的目标和政策措施，为我国妇幼健康事业发展指明了方向。面对新使命、新任务，我们要全面深入贯彻党的十九大精神，以习近平新时代中国特色社会主义思想为指导，落实新时代卫生与健康工作方针，全面实施健康中国战略，紧紧围绕卫生健康中心工作，坚守底线、突出重点、完善制度、补齐短板，推动妇幼健康事业更加平衡充分发展，不断满足广大妇女儿童健康新需求新期待。

一是加强妇幼健康供给侧改革和发展，不断拓展服务内涵，提升服务水平，顺应新要求新期待。以妇幼保健机构评审为抓手，开展妇幼机构专科建设和标准化建设，真正做到保健与临床有机地结合与融合。加强妇幼健康人才队伍的建设，通过激励机制，积极培养既有临床专业功底，又有公共卫生视角的复合型人才。

二是实施母婴安全行动计划，以保障母婴安全为核心，全面落实孕产妇妊娠风险筛查评估、高危孕产妇专案管理、危重孕产妇救治、孕产妇死亡个案报告、重点地区约谈等五项制度，突出源头防控、关口前移和重心下移，提升风险评估能力，积极稳妥开展救治，确保母婴安全。

三是加强妇女全生命周期服务，以保障生育为核心，针对妇女在青春期、生育期、更老年期的不同特点，完善政策链条，加强妇女全生命周期的健康服务和管理，促进妇女健康全面发展。

四是进一步加强出生缺陷综合防治工作。加强多学科协作，努力完善一、二、三级防治措施，探索形成一体化防控模式。健全出生缺陷防治网络，优化资源布局，推进区域协调发展。加强遗传咨询、产前筛查和产前诊断等紧缺人才培养培训。完善出生缺陷患儿医疗保障和救助制度，进一步加大保障救助力度。

五是坚持儿童优先，守护好全民健康的起点。实施健康儿童行动计划，重点从生育、养育、保育、教育 4 个方面发力，在幼有所育上不断取得新进展。切实保障新生儿安全，加强早产儿、低出生体重新生儿救治，保障孩子们出生得更好；积极推进儿童早期发展，促进孩子们发育得更好；加强儿童健康管理，确保孩子们成长得更好；大力开展儿童健康促进，使得孩子们生活得更好。

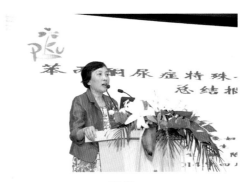

曹彬
国家卫生健康委妇幼健康服务司副巡视员

　　我到卫生部工作至今，最重要的工作包括 6 个方面：爱婴行动、降消项目、儿童营养改善项目、新生儿疾病筛查、新生儿窒息复苏项目和儿童早期发展项目。以降消项目为例：1999 年评估两纲，孕产妇死亡率到 2000 年要在 1990 年基础上下降一半（47/10 万），卫生部、财政部和国务院妇女儿童工作委员会共同实施了"中西部降低孕产妇死亡和消除新生儿破伤风"项目，2000—2001 年，共涉及 12 个省 378 个县，每年投入 5 000 元人民币，是当时国家对妇幼投入最大的项目。该项目围绕降低孕产妇死亡率，提高住院分娩率做了大量工作，吴仪副总理给予了大力支持。项目影响很大，效果明显，两年后专家联名写信，呼吁继续开展该项目，最集中的就是《生命的呼唤》和 2003 年儿基会项目工作进展彩页报告。降消项目的主线是提高住院分娩，逐步取消家庭分娩，针对供方、需方和连接方的"三环模式"开展和设计工作重点和工作内容。供方即医疗机构，配备基本、必须、简单的设备，如产床、制氧机、暖箱、抢救台等 14 种；开展卫生人员的培训，针对引起孕产妇死亡的原因开展大量的培训，建章立制，规范工作流程。对需方，主要是贫困救助、社会动员和健康教育。由专家和各省行政部门组成专家组，采取推磨式的督导，发现不足，传播经验。建立了产科危急重症抢救中心和绿色通道，出台了《孕产妇死亡评审规范》等 6 个配套文件，2012 年，世界卫生组织通过对广东、广西地毯式排查，认证宣布中国消除了孕产妇和新生儿破伤风。连接方为妇女干事，主要是做宣传员，发现孕情，护送住院分娩等。

五、妇幼卫生教育者的感想

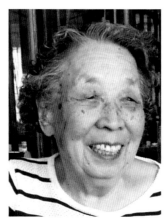

王绍贤

　　王绍贤教授，北京医科大学（现北京大学医学部）统计学教研室主任。1990—1991年任北京医科大学统计学教研室主任时，接到上级要求成立了北京医科大学妇幼卫生系。

　　我是统计学出身，师从中国妇幼卫生的奠基人——"中国围产保健之母"严仁英教授。在美国学习的时候，我就对中国的人口增长趋势等问题发表了自己的学术观点，并对学术杂志中发表的统计学文章进行了分析，认为其中的统计学方法和运用还有待提高。而严仁英教授的老师，是曾亲自接生5万多婴儿的著名妇产科医生，被称为"万婴之母"的林巧稚；严仁英教授也曾在杨崇瑞开办的节育指导所里工作，并开始体会预防和保健的重大意义。这样的因和果，在个人的身上，也许只是实现了一个人的理想和自我价值，如果一个时代的人民和政府，都在为一个为世代造福的目标努力，我们不能不被中国妇幼卫生的传承中的点点滴滴所感动，时代在进步，中国妇幼卫生事业像一个无声的接力棒，在政府主导中延续着法律和制度的保障，在机构建设中逐步强大能力，在专业人员中传递技术。

　　20世纪90年代，我在北京医科大学统计学教研室工作，接到上级通知，要求成立妇幼卫生系。当时，北京医科大学的学科建设已经非常细致，我们希望以"松散的联合体"来与妇幼卫生人才培养的最终目的合拍，各院校以统计学教研室主任来担任妇幼卫生系主任，我的任务明确，即建立班子，并给这个学科赋予任务。当时每年大概 10 名医学生，做了一些科研。

我对科研数字和统计方法非常注重。印象最深的是，在云南开展的云南妇女生存现状调查研究，采用了美国专家建议的社会学的方法，进行了定性的调查研究，即发给云南陆良、陈江的当地妇女一次性相机，让妇女们自己拍下来喜欢的场景：包括平时妇女一边做家务做农活一边带孩子的情景，有哺乳的妇女，有喂鸡的小孩，有新买缝纫机的家庭，有背柴的妇女，我们选取了一些精彩的。通过这一系列探访，我们采访了 15 位亲历者，4 家机构，年龄最大的 94 岁，最小的 0.5 岁，每一位学者、领导和医生，在我们采访中都给以极大的鼓舞，共同的感受来自见面时的握手，那些握手的温度使我久久不能忘怀，特别是妇产科医生的手，大而有力，同时又不生硬，每次的握手都感到我的手被一种温暖包裹，被这样的温暖感染着，同时，我们知道中国三四十万妇幼工作者，默默地奉献着，为了中国的妇幼卫生事业孜孜以求。几代妇幼人的传承和理想让中国的妇女和儿童就沉浸在这样的温暖之中，萌发着希望的新芽。

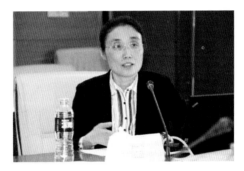

钱序

钱序博士，现任复旦大学公共卫生学院妇幼与儿少卫生教研室教授、博士生导师，复旦大学全球健康研究所负责人。兼任中华预防医学会妇女保健分会候任主任委员和全球卫生分会副主任委员，世界卫生组织孕产和围产保健指南开发组执委会委员（2017—2019 年）。她长期从事妇幼卫生与生殖健康相关教学和研究，包括母亲安全、青少年生殖健康、妇幼卫生政策与体系研究。

从 1985 年开始，同济医科大学、西安医科大学、上海医科大学、北京医科大学、白求恩医科大学和华西医科大学六所部属院校相继设立了妇幼卫生专业。每个学校根据各自的特色和优势，将妇幼卫生专业设在了公共卫生学院或临床医学院，形成了以公共卫生或临床为依托的两种妇幼卫生人才培养模式。随后中山医科大学、河南医科大学等也先后设立了妇幼卫生专业。通过学制5年的本科教育，先后为国家培养了一批高水平的妇幼卫生的专业人才，他们活跃在妇幼卫生相关的各个领域，发挥着重要作用。上海医科大学的妇幼卫生教研室于1989年正式成立，建立在公共卫生学院内，1991年到2000年间共招收了5届本科学生，教学涉及妇女保健、儿童保健和与妇幼人群相关的公共卫生和临床保健的基础知识。在培养过程中，我们还尝试了社区教学模式，将临床与预防两者有机地结合起来。当妇幼专业学生学完了所有的基础课及部分临床课，并进入妇产科、儿科实习时，我们选取在上海医院登记的孕周小于4个月的20名孕妇和20名学生结成对子，学生每月入户随访，发现问题，先由学生寻找解决方法，例会中临床老师集中答疑并解决随访中出现的问题，最后再反馈给孕产妇，传授保健知识，一直跟踪到胎儿出生到满1岁。在这近1年半的长期随访中，要求学生根据临床老师教授的课堂内容及见习所学的技能应用到实际每月访视过程中，通过观察、询问、简单的体检，传授有关保健知识，帮助年轻的妈妈们顺利度过围产期，并做好记录。真正让随访对象享受到"母亲安全儿童优先"，学生自身也从与社区家庭的直接接触中获得了书本上学不到的知识。无论是对临床医学概念的把握，还是对如何应用预防保健知识促使服务对象知识、信念、行为的改变，都有了质的飞跃。

各学校都在学科发展过程中不断探索人才培养的模式。2016年获得国家学位与研究生教育成果二等奖的"全球化背景下研究生培养模式的创新探索"的教育研究成果以培养"具有全球化视野、跨学科知识和创新能力的高层次卫生人才"为目标，在妇幼卫生学研究生培养方案上提出了"七大能力要素"，即：①妇幼健康学科相关的多学科理论知识体系；②妇幼健康问题的测量分析评估能力；③妇幼健康相关政策的研制能力；④妇幼健康相关服务的管理能力；⑤妇幼健康领域的沟通交流能力；⑥妇幼健康相关社会文化领悟力；⑦妇幼健康领域的领导决策能力。此外，还在妇幼卫生专业的研究生培养过程中，基于全球健康发展的趋势，特别设置了拓展研究生国际化视野和经历的实践环节，取得了良好的效果。

六、妇幼卫生工作者的感悟

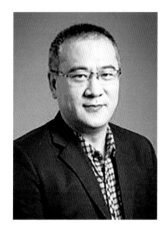

张彤
中国疾病预防控制中心妇幼保健中心主任

我印象深刻的项目是加强中国基层妇幼卫生服务能力建设项目，从 1985 年开始逐步研讨和设计，目前覆盖了中国的全部省份的 378 个县，主要工作是逐级培训，其中包括培训中有大学妇幼卫生系的建设，制定服务规范，建立妇幼卫生服务体系；重要活动就是健康教育，配备房屋设备。

该项目也是中国政府和国际组织开展合作的多边合作项目。项目点从最开始的 10 个到后来的 30 个，每一轮选区项目点的起点不同。第一周期每县的资助额为 5 万美元，用于配置越野车、医疗设备。前三周期开展了一些前期技术调研和准备工作。第四周期针对当时群众接受健康知识、转变态度和形成健康行为的主动性还不够；而妇幼保健服务水平、范围、质量还不能满足社会需要的状况，重点是提供基础服务。该项目改善了省（市县乡村）各级妇幼保健队伍的服务能力、项目管理能力等。

建立国家妇幼保健中心也是中国重要的妇幼卫生项目之一。该项目使省、市、县的各级妇幼保健院互相建立密集的、双向的网络，既有报表，也有反馈，凸显了妇幼保健院和其他保健机构相区别的特色，搭建了妇幼保健机构平台，完成了妇幼公共卫生管理的具体任务，即沟通互联、培训、业务往来等。

国家妇幼保健中心为全国的妇幼保健技术服务展示发展方向，依托国家卫生计生委（现国家卫生健康委）妇幼健康服务司的重点任务，在保健领域制订标准、制度、规范、路径，开展人才培养、储备和科室设置。对上，完成各项任务；

对下，推动各种技术服务落地。

当年我一个人拎着包，包里放着 3 个章，仅有一间 13m² 的办公室，到北京儿童医院找金曦、王惠珊一起组建国家妇幼保健中心。在中心建立的前 5 年中，每年人员翻一倍，工作经费翻一倍，办公面积翻一倍。在半个月之内，调研完成妇幼保健机构的三定方案。

通过妇幼保健网络，我们完成了院长年会、儿保分会、省与省之间对口支援、扶贫、临床进修、现场观摩等。重大公共卫生项目、两癌筛查（乳腺癌和宫颈癌）、基础科研、儿童生长速率、信息系统功能规范、维生素补服、叶酸补服等，涉及惠民的政策数据和技术支持，均依托该网络进行颁布、调整和修改。

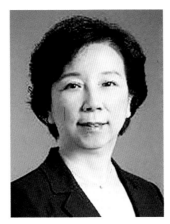

金曦
中国疾病预防控制中心妇幼保健中心副主任

从 20 世纪 90 年代开始，各省级妇幼保健机构相继成立，基本做到了每一个行政区划内都有一所妇幼保健机构，但却始终没有一个国家级的机构。2002 年 9 月，国家妇幼保健中心成立。从而使从国家到区县的妇幼保健网络得以完善。

为了更好地制定和履行我们中心的职责，在 2002 年 9 月到 2002 年底的 3 个月时间里，我们筹备小组的几个人紧锣密鼓地开始了针对"三定"（定内设部门、定人员编制、定职能）方案的调研。当时我们还都是兼职，周一到周五在原单位工作，周五晚上出发，周末调研。同时着手开始撰写调研报告。这样走了10 个省，并最终于 2002 年 12 月 31 日，向相关领导做了调研汇报，当时确定国家妇幼保健中心的定位是全国性妇幼保健业务技术指导中心，在卫生部妇幼保健与社区卫生司（也就是现在的妇幼健康司）的业务领导下，开展与妇幼保健有关的工作。并依此完成了三定方案的初稿，这也是我们中心建设的第一张蓝图。我到现在还经常会温习我们中心的职能，并用此来指导后来各种规划的制定。

中心成立之初，根据当时的状况和各省对国家级中心的期盼，主要抓了几个方面的工作。一是抓妇幼保健机构管理。首先，开展了全国各级妇幼保健机构现状调研，摸清底数，之后这一调查的主要内容演变为全国妇幼保健机构资源与运营情况年报，目前全国 3 000 多所机构全覆盖。这为后来的妇幼保健机构的建设和管理提供了重要依据。2004 年又用中心的工作经费设置了 14 个针对机构内部管理的课题，组织多所机构开展研究。这为后来 2011 年之后开展的新一轮妇幼保健机构标准化建设与规范化管理的系列研究和产出奠定了基础。二是抓了全国性妇幼卫生信息管理。因为当时多个信息系统并存，形成了多个信息孤岛，不能达到互联互通，而一些全国性的数据更没有进行整合。所以在中心成立后即开始做信息标准化的工作。这也促进了对业务工作的梳理，先后完成了十几本信息数据和功能规范，同时对妇幼卫生信息系统的规划和部署开展研究，使妇幼卫生的信息化建设走在了卫生信息化建设的前列。三是以延续开展的国际合作项目为依托和开展多期全国性的培训班和学术会议等，搭建沟通和交流的平台，使妇幼中心在很短的时间内和各省级妇幼保健机构、相关大学、科研机构、学术团体等建立了工作联系，业务工作迅速拓展，初步确定了国家级中心的地位。

七、妇幼卫生业务管理者的感受

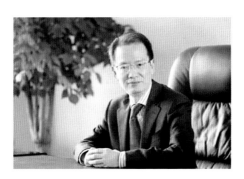

熊庆
四川省妇幼保健院院长

我是在 1978 年，也就是恢复高考的第二年，考上了华西医科大学医学系，并攻读妇产科硕士，主要研究方向是围产医学，后来留校从事妇产科临床、教学和科研工作。在这个过程中，参与一些妇幼卫生项目，包括中国政府与联合国儿童基金会合作的加强基层妇幼卫生和计划生育项目，即 300 个贫困县项目。主要从事基层妇幼保健人员的培训和孕产妇死亡等项目的调查研究，并成为联合国儿童基金会合作项目的西南大区专家组的成员。在项目过程中，获得联合国奖学金到美国杜兰大学攻读公共卫生硕士学位。回国后，作为系副主任参与了华西医科大学妇幼卫生系的建设，培养了大量妇幼卫生专业人才。2003 年我从华西医科附属第二医院的业务副院长岗位，调至四川省妇幼保健院任院长，支持四川省妇幼卫生事业的发展。在全系统的共同努力下，全省的孕产妇死亡率从 2001 年的 66/10 万，下降到 2016 年的 20/10 万；婴儿死亡率从 25/1 000 下降到 6/1 000。全省的妇幼卫生人员的水平明显提高，特别是在经历汶川特大地震灾后重建后，妇幼卫生服务机构的建设实现了跨越式的发展，妇女儿童的健康状况显著提高。

甘肃之行——从记者的角度访谈甘肃省、市、县级妇幼工作者

甘肃，地处黄河上游，黄土高原、内蒙古高原和青藏高原交汇处，是中华民族和华夏文明的重要发祥地之一，国土面积 42.58 万平方公里，举世闻名的丝绸之路在甘肃境内绵延 1 600 公里。甘肃辖 12 个地级市、2 个自治州，总人口 2 700 多万，是一个多民族省份，包含 55 个民族，其中裕固、保安、东乡族是甘肃的独有民族。

甘肃贫困地区分布面广，在全省 86 个县（区）中有 53 个县是国列和省列贫困县，是全国脱贫攻坚任务最重的省份之一。相关报道显示，2013 年甘肃省贫困发生率高达 33.2%，同时，妇幼年报也显示，10 年间，甘肃省孕产妇死亡率已从 2007 年的 62.63/ 万降至 2017 年的 14.45/ 万。在这样一个西部欠发达省份，妇女儿童的健康如何得以保障？从 62.63/ 万降到 14.45/ 万是如何实现的？

带着这样的问题，我们踏上了黄土高原，走进了甘肃，走进了贫困现象较为突出的临夏回族自治州。短短几天时间，我们走访了甘肃省、市、县三级妇幼保健机构，深入东乡县河滩镇王户村和果园石山村分别采访了一组汉族和东乡族的家庭，向他们了解家庭生育情况和妇女儿童保健状况。

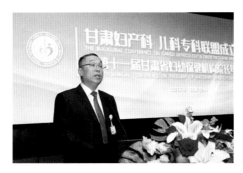

仇杰
甘肃省妇幼保健院院长

"每年200多例孕产妇死亡，5 000余例新生儿夭折，出生数千例先天缺陷患儿；部分县、乡、村妇幼保健三级网络'网破人散'，人员、设备短缺，服务能力低下……"。2001年，我接任甘肃省妇幼保健院院长时，甘肃妇幼保健工作面临的形势较为严峻，医院的生存发展同样面临着巨大挑战。上任伊始，首先做的一件功课就是学习，要从根本上搞清楚妇幼保健是干什么的，愿景和奋斗目标是什么。甘肃孕产妇死亡率和5岁以下儿童死亡率一直居高不下，是困扰甘肃人口质量提高的重要因素。要缩小一个落后民族与发达民族的差异，缩小贫困地区与发达地区的差距，我们唯一可以选择的道路，就是去缩小两个民族或两个地区之间平均人口素质的差距。妇幼保健院不仅要承担全省妇女儿童的保健医疗工作，更重要的是从妇幼保健的专业角度，肩负起提高全省人口质量，提升人民群众生活品质的重任。

如何在欠发达地区走好医院的生存发展之路，那就是必须先把人心凝聚起来，把医院的"魂"找回来，快速形成战斗力。

随后，医院不惜重金，本着"见识比知识更重要"的理念，每年选派大量人员走出省门、国门，进修学习，把新的知识理念、专业技术带回来，为甘肃这一欠发达省份培养、留住了一批专家和骨干。逐步建立健全了以儿童健康、妇女健康、围产医学、孕产妇及儿童区域急救、男性健康监测与促进及家庭健康与社区卫生服务指导为主的妇幼保健网络及业务服务体系。相继组建了甘肃省新生儿重症救护中心、甘肃省孕产妇重症救护中心、甘肃省产前诊断中心、甘肃省新生儿疾病筛查中心；甘肃省妇幼保健院生殖医学研究所、围产医学中心等学科；这些新机构的建立，新技术、新项目的引入，进一步拓宽了服务范围，完善了妇幼保健服务链。

新医改实施以来，医院相继出台了一系列管理措施。在这个过程中，我们认为管理的核心就是要培养员工强烈的社会责任感、民族意识和国家意识，体现医院的公益性。要达到这样的目标，没有触动心灵的感悟，仅仅靠制度约束远远不够。为此，从 2008 年开始，我们给年轻医生定了一项新任务，到甘肃最困难的乡村去了解民情，感受群众疾苦。走访过程中，需要了解 3 个基本问题，一是你中午吃饭的老百姓家里这几年有人看过病吗？二是花了多少钱？三是这些钱是怎么筹措的？第一次的走访是甘肃省古浪县横梁乡，短短一天时间，一群"80 后"的年轻人走了 30 多公里山路，走访了当地的农户。走出大山时，几乎所有人脚上都磨出了血泡。他们当中不少人是第一次走进农民家里，第一次开口在农民家里讨饭吃，当他们得知手里开的一张处方就是农民一年的收入、一个人住院的花费竟然是全家 6 年的积蓄时，他们真切感到了沉重与压力，这样的触动比任何说教都管用。这不仅是一次磨炼意志的社会调查，更是一场触及灵魂的震动和感悟。近年来，经常组织医院专家、学者，利用双休日奔赴甘肃贫困乡村，为基层百姓义诊，帮扶带教基层妇幼保健机构。万名医师支农、医疗卫生援藏、精准扶贫等国家及省里的惠民政策，医院更是积极响应，全力贯彻。在不断走进基层为群众服务的过程中，医院的医护人员越来越接地气。医生开处方时变得"小气"谨慎了，护士跟病人说话时更加耐心温和了。医院总收入中药品收入占比逐年下降，连续多年保持在 20% 左右，是全省省级医院中最低的。

播下一种理念，收获一种行为。这些实实在在的举措，令我们倡导的"积极进取、团结互助、开拓创新、无私奉献和在艰苦奋斗中追求卓越"的精神深入人心，"博爱、至诚、创新、卓越"的院训，成为全院职工的行为准则。

十多年来，在大家的共同努力下，省妇幼走出困境，在西部落后地区建成了国内一流的妇幼保健院。医院门诊量从 2007 年的 31.07 万上升至 2017 年的 154.45 万，出院人数由 14 954 人次增加至 75 967 人次，平均住院日由 7.8 天减少至 5.5 天。与此同时，次均门诊费用、人均住院费用和药占比等均保持在省属 9 家医疗机构较低水平，显著降低了群众的就医负担。全国妇幼保健机构运营监测中，甘肃省妇幼保健院已进入省级前十位。

在自身发展壮大的同时，医院以"管脚下，更要管天下"的使命与担当，引领甘肃全省妇幼保健机构明确定位，构建全省妇幼保健协作网络、搭建远程网络服务平台、派专家下基层帮扶、构筑出生缺陷防控体系、免费培训"陇原月嫂"……，全方位帮助基层提升妇幼保健服务能力。如今，甘肃省县级以上妇幼保健机构基本可以开展妇女保健、儿童保健、婚前保健及咨询、基层指导等相关业务，三分之二以上的妇幼保健机构能够开展住院分娩、妇科疾病常规手术、高危孕产妇抢救、儿童眼保健、口腔保健、儿童早期发展等相关业务，实现了社会效益和经济效益的同步增长。同时，医院自筹资金，建立了西部妇幼保健体系最大的孕产妇重症救护中心、新生儿急救中心和儿童急救中心，建设了覆盖甘肃全省的妇幼远程服务支持系统。截至目前，共有289家医院加入网络，其中综合医院146家、妇幼保健机构90家、乡镇卫生院53家。截至2017年11月，开展远程危重症抢救指导、疑难病例会诊等884例，远程手术指导1例。开展远程培训290期，共有795家不同层次保健医疗机构的16 716人次参加了培训。如今，孕产妇和新生儿重症救护，远程急救、会诊、培训等一系列服务基层的举措，把甘肃省妇幼人的情怀和责任点滴渗透进了基层医疗保健机构。从2008年开始，甘肃省的5岁以下儿童死亡率、婴儿死亡率、新生儿死亡率及孕产妇死亡率、出生缺陷总发生率逐步低于全国平均水平。

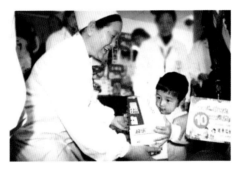

马秀芬

回族，甘肃省临夏回族自治州卫生计生委副主任，历任康乐县妇幼保健站站长、临夏州妇幼保健院院长。

高中毕业后，我进入临夏州卫生学校妇幼医师班学习，从此，就与妇幼结下了不解之缘，而且一干就是30多年。

1984年，从学校毕业后进入虎关乡卫生院任妇幼专干。少数民族地区妇幼保健工作底子薄、难度大。妇幼专干的工作纷杂烦琐，既要掌握全乡妇幼保健的基本卡册，又要宣传妇幼保健的知识，还要落实每位孕妇的保健措施，更重要的是高危孕妇的监测等等。当时少数民族地区群众保健意识还很差，住院分娩率很低，甚至新法接生都没有普及，所以，新法接生培训是那时工作的重点。参加培训的都是30岁以上有分娩经历的女性，文化程度要求汉族初中以上，少数民族小学文化以上。经过两轮严格的培训、考核合格后发放产包，这样坚持了

1 年多，为每个村培养了一名村级接生员。次年全县的新法接生率、新生儿死亡率、婴儿死亡率、孕产妇死亡率有了明显的下降。

1988 年来到康乐县妇幼保健站，从事管理工作。当时妇幼保健站和防疫站、疾病办、爱卫办、结核病防治中心等合并办公，叫"防保中心"，没有经费，没有办公地点。1989 年成立了"康乐县妇幼保健站"，独立开展妇幼保健工作。特别是 20 世纪 90 年代，国家对妇女儿童健康问题给予了更多的重视和支持，我们通过政府引导、财政补贴、社会支持、卫生实施等措施，使"加强基层妇幼卫生服务能力建设项目""降消项目""叶酸补服项目""两癌筛查项目"等一系列国家重大和基本公共卫生妇幼项目落地生根，全州妇幼保健机构的规模、人员、业务得到了极大的发展，妇女儿童健康状况和健康水平得到了大幅提升。

30 多年的妇幼工作生涯，让我从一个普普通通的妇幼专干成长一名妇幼管理者，也亲历、见证了甘肃少数民族地区妇幼卫生事业的发展。

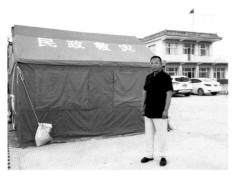

黄德珍
东乡族，东乡县人，现任甘肃省临夏州东乡县妇幼保健院院长

1987 年从兰州医学院毕业后回到家乡，在东乡县人民医院开始了自己的从医生涯。2009 年，我由东乡县人民医院院长，转任为东乡县妇幼保健院院长。

初来东乡县妇幼保健院之时，保健院没有电脑，没有医疗器械，只有一个听诊器，建筑面积仅为 1 000m²。而妇幼保健工作除了要做好就诊者的诊疗工作以外，还有大量的健康体检、疾病筛查、公共卫生、健康教育等内容，与原来做内科医生、全科医生相比，操心多了，压力也更大了。

更为严峻的是，保健院人才匮乏，危重孕产妇及新生儿的抢救能力严重不足，每次遇到危重症，必须依靠仅有的两辆救护车，转到 23 公里以外的临夏州妇幼保健院。而东乡县作为东乡族少数民族自治县，有其独特的民族传统。过去的东乡族将女性生育视为污秽之事，女性怀孕期间，到医院做检查会觉得不好意思，甚至会被周围人认为是不道德。一些女性分娩时只在屋子里倒上一堆土，生在土上，或生在毛坑、牲口圈中。产后妇女也不能得到很好地休息，两三天后即下地干活，产妇患病的很多，孕产妇死亡率及新生儿死亡率也远高于全国乃至甘肃省的平均水平。看着东乡的母亲和孩子连最基本的分娩安全都无法保障，生存生活质量更是堪忧，我作为县保健院的院长，深感肩头的责任重大。

要做好少数民族地区妇幼保健工作，还得从人民群众的思想意识抓起。上任后，我在妇幼保健院内部开展了多项管理革新，加大人才引进与培养力度。同时加强人民群众的健康教育，扭转对女性生育的传统观念。上级部门也不断加大对东乡县妇幼事业的扶持力度，2011 年，保健院获得滑坡灾后重建资金、省卫生计生委划拨资金 210 万元，加上单位筹资，目前医院建筑面积已达到 2 230m²，在职职工 53 名，拥有了彩超、DRX 光机、全自动生化分析仪等医疗设备，开展了艾滋病、梅毒、乙肝初筛等业务，这些在刚来保健院之初都是遥不可及的。

更可喜的是，随着健康教育工作的不断深入，人民意识也在逐渐转变，东乡族群众在医院产检和分娩是很自然的事，已是母婴安全的重要保障。同时，东乡县每个产妇国家住院补助经费 450 元，县新农合补助 700 元，在县妇幼保健院自然分娩的总金额达到 1 180 元，这其中还包括了顺产及新生儿疾病筛查的费用。意识的转变及费用的保障，使得东乡族女性来院产检及住院分娩人次明显提高，2017 年，县妇幼保健院共分娩新生儿 2 141 人，日分娩量最高的一天达到 17 人。近年来，全县每年平均出生 6 000 多个新生儿，其中三分之一都是在东乡县妇幼保健院分娩的。东乡县孕产妇死亡率及新生儿死亡率已接近甘肃省平均水平。

为了进一步做好所辖乡镇的妇幼保健工作，我们在全县 24 个乡镇卫生院及其分院配备了 29 个妇幼专干。

任东乡县妇幼保健院院长 9 年来所取得的进步与成绩，让我更加坚信，少数民族地区妇幼保健事业发展必将越来越好，妇女儿童健康水平及生存生活质量也将不断提高。

八、妇幼卫生服务对象的心语——记者访谈录

32 岁的陈翠治育有 2 个儿子，每次怀孕后都是坚持按时产检，住院分娩。当我们问道"如何得知怀孕要做产检"，小陈先是笑了起来："电视上经常在讲"，然后又认真地说："结婚的时候，乡里的计生专干就给我讲过啦。"陈翠治生 2 个

孩子都是顺产，分别生于 1998 年和 2014 年。大宝张吉昌 9 岁了，他获得的各种奖状粘满了堂屋一面墙；二宝虎头虎脑，乖乖听妈妈和我们说话。小陈说，生二宝的时候，总费用是 1 600 元，降消项目报销 400 元，新农合报销 600 元，自己只花了 600 元左右；而生大宝的时候，总费用是 1 300 元，降消项目报了 200 多元。二宝出生后还做了足跟血检查与听力筛查。想当年，陈翠治的婆婆和妈妈都有着当年痛失爱子的经历。孩子都因"四六风"在出生几天就夭亡了。"四六风"就是新生儿破伤风，也有称为"三七风"，基本都是依据新生儿出生后发病的时间而起的"病名"，而罹患新生儿破伤风的原因就是不洁接生，罪魁祸首往往是一把生锈的剪子。由于社会和经济的不发达，当时一些人甚至认为分娩是不洁的事情，又没有足够的卫生条件，就在羊圈、马厩生孩子。

我们最小的采访对象——马小梅，刚 6 个月，虎头帽、兔兔鞋，脸蛋粉红，眼睛大大的，好像洋娃娃。她 3 岁的姐姐马小红一直用一对清澈明亮的眸子认真地打量每一个人。小梅和小红都是在广合县三甲集镇的三甲集卫生院出生的，农村住院分娩补助使得她们得到了 450 元的报销额度，新农合的报销额度是 600 元。俩小姐妹出生后都得到了千余元的报销，几乎冲抵了当地顺产 1 200～1 500 元的医疗支出。

在甘肃，我们多次路过刘家峡，这座电站经历了几次的平、停和复转，最终于 1975 年建设成功，是中国首座百万千瓦级水电站，如遇大量泄洪，水从 100 多米的溢洪道冲出，如离弦之箭，如蛟龙腾空，喷云吐雾；其势若万马奔腾，声振环宇。同样令人叹为观止的，是中国的妇幼卫生事业的发展。妇女、儿童、健康、公平、权力，这几个关键词像转动的罗盘，信仰、希望、奉献和无私的爱，像这罗盘的原动力，在中国政府政策的指引下，在社会经济发展的洪流中，在人们意识观念的更新中，在国际合作的推动下，永远为中国的妇女和儿童优选着最佳的生存策略和发展方向。妇女和儿童的健康问题已经日益成为国际社会特别关注的重要议题和优先领域，我们每一个中国人，都骄傲祖国今天的发展和强大，在"一带一路"进一步提升大国情怀的今天，随着社会的进步及全球经济的发展，中国妇幼卫生事业从受血到输血，从跟跑向领跑，大步迈入一个新的历史纪元。

参考文献

[1] Ministry of Foreign Affairs，United Nations. Report on China's implementation of the millennium development goals（2000-2015）. Beijing，China July 2015.

[2] Kuruvilla S，Schweitzer J，Bishai D，et al. Success factors for reducing maternal and child mortality. Bulletin of the World Health Organization，2014；92（7）：533-544b.

[3] 国家卫生和计划生育委员会. 中国卫生计生统计年鉴. 北京：国家卫生和计划生育委员会，2015.

[4] United Nations. Sustainable Development Goals. http://www.un.org/sustainabledevelopment/. Accessed 12 Jan 2016，2016.

[5] 新华网. 2017 年末我国农村贫困人口减少到 3 046 万人. http://www.xinhuanet.com/politics/2018-02/01/c_1122353906.htm

[6] 钱序，陶芳标. 妇幼卫生概论. 北京：人民卫生出版社，2014.

[7] 丁辉，张玲美，北京市妇女保健所. 全国孕产妇死亡监测结果分析. 中华妇产科杂志，1999（11）：645-648.

[8] WHO，UNICEF，UNFPA，World Bank Group and the United Nations Population Division. Trends in maternal mortality：1990 to 2015. Geneva：WHO，2015.

[9] 张冷英. 全国 21 省市自治区地区性孕产妇死亡率及死亡原因分析（摘要）. 医学研究杂志，1989（5）：25-26.

[10] 蒋正华，张为民，朱力为. 中国人口平均期望寿命的初步研究. 人口与经济，1984；1（3）：19-29.

[11] 阎瑞，陈胜利. 四十年来中国人口年龄别死亡率与寿命研究. 中国人口科学，1991；2：1-10.

[12] 翁士贵，王绍贤. 中国婴儿死亡率变化分析. 中国人口科学，1992，3：23-26& 冯学山，顾杏元. 中国婴儿死亡率分析. 中国卫生统计，1991，8（1）：36-38.

[13] 联合国开发计划署，2002 年人类发展报告，纽约：牛津大学出版社，2002.

[14] 联合国儿童基金会. 世界儿童状况. 纽约：联合国儿童基金会，2009 & 2014.

[15] WHO & UNICEF. Accountability for maternal，newborn and child survival：the 2013 Update. Geneva：WHO，2013.

[16] MacDorman MF，Mathews TJ. Recent Trends in Infant Mortality in the United States. NCHS Data Brief，2008（9）：1-8.

[17] "健康中国 2020"战略研究报告编委会. "健康中国 2020"战略研究报告. 北京：人民卫生出版社，2012.

[18] 胡鞍钢. 人类与病毒共存和斗争的历史：我国人民卫生健康基本状况. 卫生经济研究，2003（6）：3-6.

[19] UNICEF. Report on Women and Children in China. New York：UNICEF，1989.

[20] 卫生部妇幼司. 1991—1995 年中国 5 岁以下儿童死亡监测. 中国优生优育，2000（11）：27-31.

[21] 刘玉琳，林良明，刘佳健，等. 1991—1993 年中国 5 岁以下儿童肺炎死亡监测结果. 中华儿科杂志，1996（34）：365-368.

[22] 刘玉琳，林良明，米杰，等. 1991—1995 年中国 5 岁以下儿童 5 腹泻死亡监测结果. 中华儿童保健杂志，1998（6）：166-169.

[23] UNICEF. Committing to Child Survival: A Promise Renewed Progress Report 2015. New York: UNICEF, 2014.

[24] 李辉，张亚钦，朱宗涵. 1975—2005 年中国 7 岁以下儿童体格发育变化趋势. 中华预防医学杂志，2009；43（3）：182-186.

[25] 国家卫生计生委. 中国 0～6 岁儿童营养发展报告. 北京，2012.

[26] 常素英，何武，贾凤梅，等. 中国儿童营养状况 15 年变化分析—5 岁以下儿童贫血状况. 卫生研究，2007（2）：210-212.

[27] Chen C，He W，Wang Y，et al. Nutritional status of children during and post-global economic crisis in China. Biomedical and Environmental Sciences，2011；24（4）：321-328.

[28] 国家卫生计生委统计信息中心. 第五次国家卫生服务调查分析报告. 北京：中国协和医科大学出版社，2015.

[29] 余婷，张悦，王惠珊，等. 我国 15 省 0～6 岁儿童两周患病情况分析. 中国儿童保健杂志，2016；24（5）：466-468.

第二章

中国妇幼卫生事业发展历程

第一节　近代妇幼卫生事业发展

中华人民共和国成立以前，中国妇幼卫生事业发展极为艰难、曲折，多数地区一直沿用旧式接生法，导致婴儿死亡率和产妇死亡率非常高。

20 世纪初，在杨崇瑞、林巧稚和诸福棠等医学专家的带领下，近代妇幼卫生事业逐渐崛起，先驱者们开始重视妇女、儿童的预防保健工作。

1911 年，福建省福清县建立了中国最早的产科病房，并培训护士，开训练班，学习分娩机转等课程。1915 年汤尔和建立的《婴儿保育法》中，讲述了孕产期处理、母乳及人工喂养哺育婴儿方法，建立"新生儿洗澡""婴儿出生七十日种牛痘"制度，医务界已认识到新生儿保健的重要性[1]。1928 年，提倡新法接生的第一人杨崇瑞，开办了第一个产婆接生班，在中国创办了助产教育。1929 年 1月，国民政府卫生部和教育部正式批准成立国立第一助产学校并设附属产院供学生实习，从此新式接生方法逐渐推广。这是中国妇婴保健史上一项划时代的巨大改革与进展。

1930 年，国民政府卫生部在全国范围内设置了妇幼保健机构，杨崇瑞教授创立"妇幼卫生委员会"，推行计划生育，推广现代医药卫生知识。1934 年，北平市政府与学校合作，第一个儿童保健站设立，以开展妇幼卫生调查、咨询为主要工作。1940 年出版《妇婴卫生纲要》，1943 年出版诸福棠教授主编的《实用儿科学》，1945 年出版《妇婴卫生学》[2]，一系列论著内容涉及了儿童保健、孕产期保健、节制生育等，为中国的妇幼卫生事业发展奠定了理论基础。至 1947 年，中国公、私立助产学校计 86 所，学生约 1 712 人，全国持助产士证者 5 268 人。

如上所述，在 20 世纪前半阶段，虽然受西方医学传入的影响，中国的妇幼卫生事业呈现出新的特点，但是上述工作主要在少数城市中开展，作用和效果非常有限,广大的城镇乡村妇幼卫生工作依然极为落后,妇幼卫生事业发展缓慢。

第二节　现代妇幼卫生发展

中华人民共和国成立以来,社会经济不断发展,影响妇女儿童健康的问题也随之改变,妇幼卫生工作的内容和重点顺应时代和社会的发展进行调整,在其60余年的发展历程中,可以概括为以下几个主要阶段。

一、中华人民共和国成立初期至20世纪70年代普及新法接生,改善生存状况

中华人民共和国成立伊始,妇幼卫生工作刚刚起步,新生儿破伤风和妇女生殖道感染高发,孕产妇死亡率、儿童死亡率居高不下。针对这一现状,相继出台了大量围绕推广新法接生、儿童保健、妇女病普查普治、女工保健和劳动保护及计划生育等方面的政策。

1949年11月,中国卫生部成立,内设妇幼卫生局,下设妇女保健处和儿童保健处,其主要职责为制定全国妇幼卫生工作标准,监督管理全国妇幼卫生工作的技术和设施,开展妇幼卫生科研工作等,此后全国省、市、县相继成立了各级妇幼卫生机构。

1950年,卫生部在北京建立中央妇幼保健实验院,陈文珍、薛沁冰和林传家等专家开创地段妇幼保健的试点。同年,召开第一次全国妇幼卫生座谈会,确定以"推广新法接生,团结、改造旧产婆,培训新法接生员,减少产褥热和新生儿破伤风的发病和死亡"为当时妇幼卫生工作的基本任务。

1953年,卫生部制定了《妇幼卫生第一个五年计划草案》,随后发布了《关于发动秋季种痘运动的指示》《种痘暂行办法》等。由此,发动起一切医药卫生力量,共同防治儿童期常见传染病流行,并很快在全国范围内对婴幼儿普种痘苗。

1955年,卫生部颁布了《妇幼保健所组织试行简则》和《妇幼保健站组织试行简则》,使妇幼卫生专业机构的发展有章可循。1958年,全国已有妇幼保健院230个,县区及工矿企业共设保健所或站4 599所,部分地区的妇幼保健网基本形成。

1961年,全国第一次儿童保健学术会议召开,拟定了"城乡儿童保健工作的建议",对农村婴幼儿开始进行健康系统观察。1960—1962年间,为了加强对女性的劳动保护,国家颁布了《关于女工劳动保护工作的报告》《关于女学生经期

卫生与劳动几项原则规定》等文件。1964年12月,卫生部发出了《关于加强新法接生工作,消灭新生儿破伤风,降低产妇感染率的通知》,继续普及新法接生。60年代起,中国消灭了天花,有力地控制了脊髓灰质炎和麻疹的流行。

1971年,国务院批转《关于做好计划生育工作的报告》,计划生育工作开始逐步推行,在一定程度上也带动了妇幼卫生工作的开展。1974年,卫生部组织实施了多项全国范围内大合作的儿童保健研究项目,从科研着手有力推进各地农村儿童保健工作的落实。自20世纪70年代起,中国的新生儿访视已经开始并逐步完善,在提高母乳喂养率、促进产后康复、保证婴儿健康成长等方面突显了成效。1978年,中国提出并试行孕产期系统保健模式,以提高孕产期保健质量,保障孕产妇和婴儿健康。这一时期,在全国范围内开展了妇女病普查普治,子宫脱垂和尿瘘、宫颈癌、月经病、滴虫性阴道炎等发病呈明显下降趋势。

二、20世纪80年代推行系统管理,开展国际合作

随着上一阶段妇女儿童生存状况的改善和新法接生的普及,我国在这一时期开始加强对妇女儿童的健康保护工作。城市农村逐步推行孕产期系统保健管理,采取计划免疫控制儿童急性传染病,小儿"四病"防治,改善婴幼儿营养卫生状况,建立妇幼保健情报系统,计划生育工作也由单纯的提倡节制生育转变为推行优生优育。

1982年,卫生部制定了《县妇幼卫生机构的建设与管理方案》,对妇幼卫生专业机构的人员编制、职责范围及机构建设等方面作了详细规定。1985年,卫生部下达了《全国城乡孕产期保健质量标准和要求》。次年在全国150个30万以上人口的城市,开展孕产妇系统管理,2/3的城市开展了孕产期保健。与此同时,农村孕产期保健试点也逐渐扩大。1986年《妇幼卫生工作条列》颁布,明确了妇幼卫生工作坚持"以预防保健为中心,以指导基层为重点,保健与临床相结合"的方针,强调对妇幼卫生专业机构的建设。同年,卫生部颁发了《城乡儿童保健工作要求》,儿童保健系统管理工作稳步纵深发展。1987年和1989年相继颁布《全国城市围产保健管理办法(试行草案)》和《农村孕产妇系统保健管理办法(试行)》,对早孕保健、产前保健、高危妊娠管理、产后访视等方面提出了具体要求。此阶段,从国家层面颁发妇幼卫生政策相关文件近30个,对建设妇幼卫生专业机构和规范妇幼保健服务起到重要作用,为妇幼卫生事业的发展奠定了良好基础[3]。

20世纪80年代初,中国妇幼保健领域与世界卫生组织(World Health Organization，WHO）、联合国儿童基金会（United Nations International Children's Emergency Fund，UNICEF）、联合国人口基金（United Nations Population Fund，UNFPA）等国际组织建立广泛合作，开展众多国际合作项目，如小儿腹泻防治工作、建立妇幼保健工作示范县、扩大计划免疫等。同时，卫生部先后颁布了佝偻病、贫血和肺炎、腹泻的防治方案，各地组织科研协作组，培训基层卫生工作人员，开展防治宣传，显著降低了儿童的发病率和死亡率。1981 年，在北京、上海等城市率先开展了新生儿苯丙酮尿症和先天性甲状腺功能减退症筛查工作。20 世纪 80 年代开始，部分城市设立婚前保健门诊，提供婚前咨询和健康检查服务，婚前保健工作在全国范围内逐步展开。

在此时期，中国开始加强妇幼卫生信息系统建设，成立了"全国妇幼卫生监测办公室"，建立了"全国妇幼卫生年报信息系统"，及时地掌握全国妇幼卫生信息。

20 世纪 80 年代中后期，妇幼卫生专业人才的培养开始步入正轨。国内多所重点高等医学院校建立了妇幼卫生系，开设妇幼卫生专业本科教育；许多省属医学院创办了妇幼卫生大专班；在部分地区还加强了中专和在职教育，并利用国际合作项目提供的条件和机遇，在全国范围内开展了大规模的岗位培训和社会实践。1989 年，成立了中华预防医学会妇女保健学会和儿童保健学会，有力地推动了学科的发展。在此期间，妇幼保健服务内容逐步扩大，妇幼卫生机构建设继续加强，妇幼保健工作不断规范。

三、20 世纪 90 年代建立法律体系，促进全面发展

自 1990 年开始，"母亲安全""儿童优先"成为全球性新的关注焦点和道德观念，而积极促进妇女儿童的全面发展则成为此阶段妇幼卫生工作的行动准则。

1990 年，世界儿童问题首脑会议通过了《儿童生存、保护和发展世界宣言》及《执行九十年代儿童生存、保护和发展宣言行动计划》。1991 年 3 月 18 日，时任国务院总理李鹏同志代表中国政府正式签署了上述两个文件，并作出庄严承诺[4]。根据中国的实际情况，国务院相继制定并下发了《九十年代中国儿童发展规划纲要》和《中国妇女发展纲要（1995—2000 年）》，提出了在 1991—2000 年十年间使婴儿死亡率、5 岁以下儿童死亡率降低三分之一，孕产妇死亡率减少一半的要求。为了实现这些目标，卫生部制定了具体实施方案，并开展了一系列工作。1992 年，推广实行"促进母乳喂养十项措施"和"创建爱婴医院 10 条标准"，深入贯彻和推行母乳喂养的国际策略，全国共创建爱婴医院 7 329 个，居世界领先地位。随着儿童保健服务内容扩展，同时制定了"儿童弱视防治技术服

务规范"及"儿童口腔保健技术服务规范"等技术文件，为改善儿童健康状况提供依据。针对当时肺炎是危害儿童生命和健康的主要疾病和第一位死因，卫生部制定了《1993—1995年全国儿童急性呼吸道感染防治规划纲要》，在全国大力推进儿童肺炎防治工作。1994年全国人大常委会审议通过《中华人民共和国母婴保健法》，一套比较完善的妇幼卫生法律、法规体系开始建立。1995年第四次世界妇女大会在北京召开，推动了中国妇幼卫生和生殖健康服务法制化建设。1996年《中国妇幼卫生事业发展"九五"规划和2010年目标纲要》由卫生部颁布，进一步促进了我国妇幼卫生事业的发展。

四、21世纪初期实施系列项目

新世纪的开启，是中国妇幼卫生事业取得举世瞩目成就的阶段，也是各项法律法规和服务体系不断完善和加强的时期。

2001年6月以国务院令的形式颁发了《中华人民共和国母婴保健法实施办法》，进一步明确了母婴保健工作方针和服务内容，并对相关服务和母婴保健技术鉴定和监督管理作出具体规定[5]。

继而《中国妇女发展纲要（2001—2010年）》《中国儿童发展纲要（2001—2010年）》由国务院妇女儿童工作委员会发布，将妇女和儿童健康纳入国民经济和社会发展规划，提出了进入21世纪后的第一个十年中国妇女儿童发展的目标和任务。自此，"一法两纲"（即《中华人民共和国母婴保健法》《中国妇女发展纲要》《中国儿童发展纲要》）的出台，以及应运而生的系列配套法规，标志着中国妇幼卫生工作进入法制管理新阶段[6]。从2000年起，为更好地贯彻落实"一法两纲"，实现"两纲"目标和"联合国千年发展目标"，卫生部、国务院妇女儿童工作委员会和财政部共同组织实施了"降低孕产妇死亡率和消除新生儿破伤风"（简称"降消"）项目，并先后制定了《产前诊断技术管理办法》《新生儿疾病筛查管理办法》《中国提高出生人口素质，减少出生缺陷和残疾行动计划》《卫生部关于加强预防艾滋病母婴传播工作的指导意见》《孕前保健服务工作规范（试行）》等一系列配套规章和文件，使母婴保健服务在行政管理、监督检查和技术规范等各个环节，基本实现了有法可依。

2009年，中共中央、国务院《关于深化医药卫生体制改革的意见》[7]出台，为解决当时存在的重点难点问题，推动公共卫生服务均等化的进程，启动实施了国家基本公共卫生服务项目和妇幼重大公共卫生服务项目，其中包括促进妇幼卫生服务均等化的0～36个月儿童保健服务、孕产妇保健服务等基本公共卫生服务项目妇幼卫生项目，和农村妇女两癌检查、增补叶酸预防神经管缺陷、农村孕产妇住院分娩补助等重大公共卫生项目。

在此期间，儿童保健服务内容不断扩展和规范。2000 年《托幼机构卫生保健管理办法（76 号令）》出台，对托幼机构儿童卫生设施设备、营养膳食、体格锻炼、健康检查、卫生保健人员资质、人员培训等内容做出明确规定，确保在园儿童的健康。2007 年，国家实施扩大免疫规划，由过去的"4 苗防 6 病"增加到"14 苗防 15 病"。2010 年全面实施扩大国家免疫规划，在全国范围内开展麻疹疫苗强化免疫活动，继续实施 15 岁以下人群补种乙肝疫苗项目。

信息建设方面，2005 年建立了全国妇幼保健机构监测系统，成为世界上最大的妇幼卫生信息网络。妇幼卫生年报信息系统在全国 30 个省、市、自治区得到了广泛应用和发展，为各级政府制定卫生政策特别是妇幼卫生政策提供了科学依据。

五、2011 年至今实现千年目标

新时期的到来，世情国情继续发生深刻变化，中国妇幼卫生事业既面临难得的历史机遇，也面对诸多风险和挑战。

2011 年，"十二五"规划将妇女儿童主要健康指标列入其中，对全面加强妇幼卫生工作提出了明确要求。国务院正式印发了《中国妇女儿童发展纲要（2011—2020 年）》[8]，作为中国颁布实施的第三轮妇女儿童发展纲要，新的两纲明确了2011—2020 年妇女儿童发展的主要目标和策略措施，为未来 10 年妇女儿童的健康发展描绘了蓝图。

《中国妇女儿童发展纲要》提出要加强国家级妇幼保健中心建设，在省、市、县三级均设置 1 所政府举办的标准化妇幼保健机构，启动了新一轮的妇幼保健机构标准化建设和规范化管理，成为新的关注热点。

2013 年卫生计生两个系统整合融合，形成了涵盖孕产保健、儿童保健和妇女保健及计划生育技术服务四个部分的妇幼健康服务机构，形成了一个明确的妇幼卫生服务体系。

国家卫生计生委成立并颁布了一系列针对妇幼健康服务机构的文件，包括《关于优化整合妇幼保健和计划生育技术服务资源的指导意见》《各级妇幼健康服务机构业务部门设置指南》《关于妇幼健康服务机构标准化建设与规范化管理的指导意见》等，为妇幼健康服务机构管理奠定了基础，指明了方向，对妇幼卫生事业的可持续发展具有重要意义。

2011 年以来，千年发展目标的实现进入倒计时，由于重大公共卫生和基本公共卫生服务项目的开展，极大地提高了妇幼卫生服务的可及性，系统保健水平和公平性明确提高，依托系统保健开展的服务措施得以落实，特别是孕产妇系统保健率的提高和住院分娩率的明显提升，对降低孕产妇死亡率和新生儿死亡率起到了重要的促进作用。

2014 年，中国孕产妇死亡率、婴儿死亡率和 5 岁以下儿童死亡率均提前实现了千年发展目标，同时出生缺陷三级预防措施的实施对预防出生缺陷的发生起到了遏制作用。2015 年，全国妇幼卫生战线不断提高妇幼健康服务能力，加快推进妇幼保健和计划生育技术服务资源整合，加强妇幼健康服务体系建设，提前实现了"十二五"规划目标。

2016 年 1 月 25 日，全国妇幼健康工作会议在北京召开，提出科学谋划"十三五"妇幼健康事业规划，推动保障全面两孩政策实施和加快完善新型妇幼健康服务体系两项重点工作。2016 年 10 月，中共中央、国务院正式印发了《"健康中国 2030"规划纲要》，作为今后 15 年推进健康中国建设的行动纲领，提出了要提高妇幼健康水平的目标和任务，开启了妇幼健康保障的新篇章。

2019 年正值中华人民共和国成立 70 周年，5 月 18 日，首届中国妇幼健康学术大会召开，以"关注全生命周期护航妇女儿童健康"为主题，为中国妇幼健康的学术繁荣和发展起到推动作用。5 月 27 日，国家卫健委发布《中国妇幼健康事业发展报告（2019）》，指出 2018 年全国孕产妇死亡率已降至 18.3/10 万，婴儿死亡率降至 6.1/‰，5 岁以下儿童死亡率降至 8.4‰，人均预期寿命达到 77 岁，优于中高收入国家平均水平，且妇幼健康水平在城乡间、地区间差距持续缩小[9]。

回顾中国妇幼卫生事业发展的历史，妇女儿童工作在国家发展的各个不同历史阶段将工作重点和相关政策不断调整，与时俱进，从提倡新法接生到大规模妇女病普查普治，再到计划生育和孕产期保健系统管理的推广，借助国际合作项目将妇幼卫生工作向科学化、法制化、信息化的方向深入发展，建立并完善符合中国国情的相关法律制度和妇幼卫生人才培养体系，通过各种项目活动的实施，不仅取得了降低孕产妇死亡率和婴儿死亡率的成效，而且引进先进理念和管理模式，确保了中国妇幼卫生事业的长足发展。随着后 2015 时代的来临，中国妇幼卫生事业将迎来又一个黄金发展期。

参考文献

[1] 肖温温. 中国近代西医科学史. 中华医史杂志，1995，25（4）：204-210.

[2]　钱序,陶芳标.妇幼卫生概论.北京:人民卫生出版社,2014.

[3]　卫生部政策法规司.中华人民共和国卫生法规汇编(1986—1988).北京:法律出版社,1990.

[4]　王凤兰.关于我国妇幼卫生发展战略的研究.中国妇幼保健,1992,7(1):2-4.

[5]　罗荣,汪金鹏,金曦.我国现阶段妇幼卫生政策需求分析.中国妇幼卫生杂志,2010,1(1):48-50.

[6]　卫生部政策法规司.中华人民共和国卫生法规汇编(1995—1997).北京:法律出版社,1998.

[7]　傅苏林.新医改与妇幼卫生发展的若干思考.中国妇幼卫生杂志,2012,3(5):305-307.

[8]　卫生部.中国妇幼卫生事业发展报告(2011).中国妇幼卫生杂志,2012,3(2):49-58.

[9]　国家卫生健康委员会.中国妇幼健康事业发展报告(2019).北京,2019.

第三章

中国妇幼卫生体系

第一节 体系构成与作用

中国妇幼卫生体系是中华人民共和国成立以来最早建立起来的公共卫生服务体系之一，是开展妇幼卫生工作的载体。经过70多年来的发展，妇幼卫生体系不断发展壮大，机构和人员数量稳步增长，网络逐步健全、功能日臻完善，成为一个遍布城乡、分层负责、各有侧重、根在基层的有机整体，在减少孕产妇死亡和儿童死亡、提高出生人口素质、促进妇女儿童健康方面做出了巨大的贡献。

中国妇幼卫生体系包括以卫生行政为主导的组织管理，由妇幼保健专业机构、综合医疗机构以及基层医疗卫生机构组成的服务机构，以及由各级医疗卫生机构间、妇幼保健机构与其他医疗机构间，密切合作形成的纵横延展、资源共享的服务网络。

一、组织管理

中国妇幼卫生体系由各级政府的卫生行政部门组建。各级卫生行政部门中主管妇幼卫生的部门负责辖区妇幼卫生体系的组织管理。

（一）组织管理部门

中国妇幼卫生行政管理组织按照行政区域设置，即每个行政区域设有1个妇幼卫生健康主管部门，隶属于同级的卫生健康行政部门之下。各级妇幼卫生健康行政部门还同时接受上级妇幼卫生健康行政部门的领导。

国家卫生健康委员会（简称国家卫生健康委，原国家卫生和计划生育委员会）中设置妇幼健康司，是中央级妇幼卫生管理机构。妇幼健康司下设4个职能处，包括综合处、妇女卫生处、儿童卫生处和出生缺陷防治处，分别负责不同领域的妇幼卫生工作。

各省（自治区、直辖市）卫生健康委内设置妇幼健康处，各市（地、州、盟）卫生健康委内设置妇幼健康处（科），各县（旗、区）卫生健康委内设妇幼健康科（股）（图 3-1），负责本级妇幼卫生工作。乡（镇）级政府内设分管医疗卫生的干部，负责本乡的妇幼卫生工作。

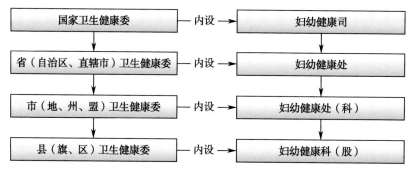

图 3-1　妇幼卫生健康行政管理组织结构图

（二）各级职责

国家卫生健康委妇幼健康司，负责拟订妇幼卫生健康政策、标准和规范，推进妇幼健康服务体系建设，指导妇幼卫生、出生缺陷防治、婴幼儿早期发展、人类辅助生殖技术管理和生育技术服务工作。

各级妇幼卫生健康行政管理部门，负责落实国家提出的各项妇幼卫生健康工作的标准、规定和要求；拟定本区域妇幼健康事业发展规划，指导区域妇幼健康服务工作开展；促进妇幼健康服务体系建设；拟定妇幼健康服务标准并组织实施；负责妇幼健康服务的监督和管理。

二、服务机构

妇幼卫生服务机构包括以行政区划设置的各级妇幼保健专业机构，妇产或儿童专科医院、综合医院的妇产科和儿科、相关科研教学机构，还有城市社区卫生服务机构、农村乡镇卫生院和村卫生室。

（一）妇幼保健专业机构

中国政府为保障妇幼健康事业发展，早在 50 年代就建立了妇幼保健专业机构。妇幼保健机构为妇女儿童提供全生命周期连续的医疗保健服务，并受妇幼卫生健康行政部门委托，承担对辖区妇幼保健业务管理。中国妇幼保健工作发展 70 年的历史经验证明，在中国这样一个人口众多、经济相对落后的发展中国家，降低孕产妇死亡率和婴儿死亡率取得了显著的成绩，农村特别是贫困地区的妇女儿童健康状况不断改善,中国多年来构建的妇幼健康服务网络尤其是各级妇幼保健机构发挥了举足轻重的作用。

1. 机构设置和发展　中国妇幼保健机构是按照行政区域设置,分为国家级、省级、地市级和县区级四级机构。从中华人民共和国成立初期到现在70年来,妇幼保健院(所、站)的数量逐年增多,从1950年的426所增加到2017年的3 077所。截至2017年,中国拥有国家妇幼保健机构1所、省级25所、地市级377所、县区级2 568所、其他107所,基本覆盖各级行政区域。机构规模、人力资源、基础设施建设和服务能力等方面均得到了较大发展。妇幼保健机构人力资源配置见第三节。62.6%的妇幼保健机构,除承担辖区妇幼卫生公共服务外,还开展住院服务,床位数由2005年的9.41万张增加至2017年的22.11万张,增长了135.2%,诊疗人次由1亿人次增加至2.84亿人次,增长了184.0%,入院人数由349万人增加至982万人,增长了181.4%。

2. 性质和功能定位　妇幼保健机构隶属公共卫生服务体系,是由政府举办,不以营利为目的,具有公共卫生性质的公益性事业单位,是具有中国特色、防治结合的一类机构。

实际工作中,妇幼保健机构坚持以保健为中心,实行保健与临床相结合,预防为主,防治结合,面向群体、面向基层的工作方针,以妇女儿童健康为中心,为妇女儿童提供从胎儿到老年全生命周期的医疗保健服务,同时,承担辖区业务指导、人员培训、健康教育、妇幼卫生信息管理等公共卫生服务职能。虽然全国有多种机构都在提供妇幼保健服务,但只有妇幼保健机构承担着系统专业的,集预防、保健、医疗、疾病控制和技术指导为一体的综合妇幼保健服务,履行辖区妇幼卫生管理职能。

国家级妇幼保健机构是全国妇幼保健业务技术指导中心,其任务是参与制定妇幼保健相关法律、法规、政策和技术规范制定;开展科学研究,为政策制定提供科学依据;指导全国妇幼保健技术服务的开展。省级除承担妇幼保健技术中心任务外,还应当协助卫生健康行政部门开展区域业务规划、科研培训、信息分析利用、技术推广及对下级机构的指导、监督和评价等工作;地市级根据区域卫生规划承担妇幼保健技术分中心任务;县区级侧重辖区管理、人群服务和基层指导。

各级妇幼保健机构是本区域妇幼保健技术中心,协助妇幼卫生健康行政部门开展区域业务规划制定、技术培训、科学研究、信息收集利用、技术推广及对下级机构的指导、监督和评价等工作。

　　妇幼保健机构与体系内各级各类医疗卫生机构建立工作联系,充分发挥各级各类机构的作用,实现资源共享。不同级别的妇幼保健机构之间,根据各自功能定位和职能任务不同,分级管理、双向转诊、上下联动。如图3-2所示。

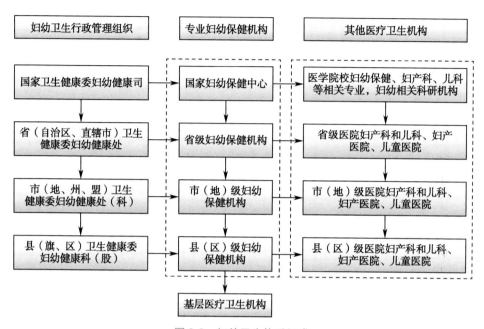

图3-2　妇幼卫生体系组成

　　围绕孕产妇、儿童和妇女三大目标人群,妇幼保健机构业务部门分为孕产保健部、儿童保健部、妇女保健部三大业务部,每个业务部依据所承担的职能设置相应的业务科室。每个业务部中均设置群体保健科,负责辖区妇幼卫生业务管理。三大业务部中各业务科室之间加强功能衔接与合作。同时,参照医疗机构管理有关要求设置其他管理和保障部门。

　　孕产保健部包括孕产群体保健科、婚前保健科、孕前保健科、孕期保健科、医学遗传与产前筛查科、产科、产后保健科。根据功能定位、群众需求和机构业务发展需要可增设产前诊断等科室。

　　儿童保健部内设儿童群体保健科、新生儿疾病筛查科、儿童生长发育科、儿童营养与喂养科、高危儿管理科、儿童心理卫生科、儿童眼保健科、儿童口腔保健科、儿童耳鼻喉保健科、儿童康复科、儿科、新生儿科、中医儿科。根据功能定位,群众需求和机构业务发展需求可增设相关儿童保健科室。

　　妇女保健部内设妇女群体保健科、青春期保健科、更老年保健科、乳腺保健科、妇科、中医妇科。根据功能定位、群众需求和机构业务发展需要可增设妇女营养科、妇女心理卫生科、不孕不育科等科室。

妇幼保健机构对基层医疗卫生机构开展的妇女儿童健康管理、健康教育和妇幼卫生信息管理等进行业务指导、督导和考核评估，培训基层人员，接受基层医疗卫生机构筛查出的高危孕产妇和儿童。

3. 与其他机构的协作关系　妇幼保健机构受妇幼卫生健康行政部门的委托管理辖区妇幼卫生工作，在开展工作时，与体系内各级各类机构建立工作联系，充分发挥体系内各级各类机构的作用，实现资源共享。不同级别的妇幼保健机构之间，根据各自功能定位和职能任务不同，分级管理、双向转诊、上下联动。

妇幼保健机构对基层医疗卫生机构开展妇女儿童健康管理、健康教育和妇幼卫生信息管理等进行业务指导、督导和考核评估，培训基层人员，接受基层医疗卫生机构筛查出的高危孕产妇和儿童。

妇幼保健机构与综合医院、妇产医院、儿童医院之间，建立协作关系，充分利用综合医院和专科医院的医疗资源。对于超出妇幼保健机构服务能力的高危疑难病例，及时转诊到有条件的综合医院和专科医院进行治疗。

妇幼保健机构与疾病预防控制机构之间，针对妇幼儿童地方病、慢性病和传染病、儿童计划免疫以及艾滋病、乙肝和梅毒等母婴传播性疾病防治等工作，开展业务合作，与健康教育机构之间开展各种形式的妇幼健康教育培训、健康教育活动、宣传材料的研发等方面的协作（图3-3）。

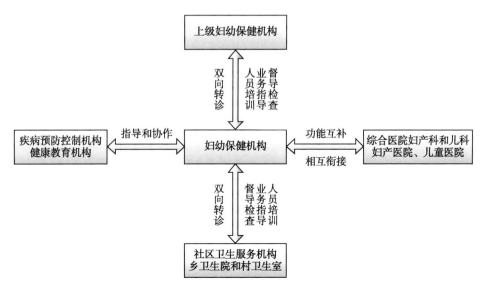

图3-3　妇幼保健机构与其他机构的协作关系

（二）综合医疗机构和妇产儿童专科医院

妇产医院、儿童医院、综合性医院相关科室的主要职能是提供个体医疗保健服务，主要包括孕产期保健、助产技术服务、产科合并症和并发症处理、孕产妇和新生儿危重症抢救和治疗；妇女、儿童疑难疾病诊疗和计划生育技术服务等，并为区域妇幼健康服务网络提供技术支持，包括接受同级或下级医疗机构疑难或危重孕产妇、儿童的转诊和救治；参与区域妇幼卫生工作的技术指导。

在中国深化医疗卫生体制改革，提出进一步完善医疗服务体系，以公立医疗机构为主导、非公立医疗机构共同发展的原则。将社会办医纳入区域卫生规划统筹考虑。目前，中国非公立医院中妇产（科）医院和儿童医院分别由 2005 年的 44 个和 7 个增加到 2017 年的 715 个和 57 个。社会办医也为中国妇女儿童医疗保健服务提供资源补充。

（三）基层医疗卫生机构

乡镇卫生院／社区卫生服务中心，接受县（区）级妇幼保健机构的业务指导。发挥着承上启下的作用，是切实做好妇幼卫生工作的重要基础。截至 2017 年底，全国有社区卫生服务中心（站）34 652 个，乡镇卫生院 36 551 个。其职能为：提供基本公共卫生服务；提供妇女儿童常见病、多发病的诊治，负责正常孕产妇、儿童的保健和随访；收集、统计和上报妇幼卫生相关信息；健康教育工作。定期接受县／区级妇幼保健机构的业务指导和培训；对本辖区村卫生室／社区卫生服务站进行业务指导，并对村级妇幼保健人员进行培训。

村卫生室／社区卫生服务站是基层三级妇幼卫生服务网络的网底，机构数量最多，直接面对基层服务人群。2017 年全国已有村卫生室 632 057 个。其主要职能是提供一般疾病的初级诊治；开展妇幼健康教育、宣传国家妇幼卫生政策，动员妇女儿童按时接受妇幼保健服务；护送孕产妇住院分娩；承担本村／社区妇幼卫生信息的收集、上报；接受县／区级妇幼保健机构业务指导和培训。

第二节 工作网络与运转

在中国城市和农村，各行政区域，均建立了完善妇幼卫生工作网络。作为妇幼卫生的重要平台，为广大妇女儿童提供全生命周期的服务。

一、网络建立

中国妇幼卫生工作网络，以纵向和横向设置，包括四级妇幼保健服务网络和基层妇幼保健服务网络。

四级妇幼保健服务网络纵向分为国家、省、市、县四级，横向包括各级区域内的妇幼保健机构、妇产医院、儿童医院、综合医院(妇产科、儿科等相关科室)，以及其他开展妇幼医疗保健服务的医疗卫生机构。基层妇幼保健服务网络以县(区)级妇幼保健机构为龙头，乡镇卫生院／社区卫生服务中心为中间枢纽，村卫生室／社区卫生服务站为基础，网络遍布城乡，根在基层。各级各类医疗卫生机构根据各自的功能定位和任务，分工合作，上下联动，建立纵向逐级技术指导、信息收集、质量控制、双向转诊，横向相互协作、资源共享等机制，是中国妇幼卫生体系的重要特色和优势。

以农村孕产妇保健服务网络为例。首先村医要为准备怀孕的育龄妇女提供妇幼健康教育，发放叶酸，提供随访服务，发现孕产妇，督促到乡镇卫生院进行产前检查；乡镇卫生院为怀孕的妇女免费提供孕产期健康管理，包括建立孕产期保健手册、产前检查、发现高危和孕晚期的孕产妇要转诊到县级医疗机构；各级妇幼保健机构和县级医院接受下级转诊的孕产妇，进行高危管理、提供住院分娩、若发生危重情况，进行救治。乡镇卫生院、村医要对产妇及儿童进行产后访视、儿童保健随访和计划免疫等系列服务。

近年来，国家加大对城乡基层医疗卫生网络的建设。通过建立城市医院与社区卫生服务分工协作机制，引导一般疾病诊疗下沉到基层，逐步实现社区首诊、分级医疗和双向转诊；大力发展农村医疗卫生服务体系，改善农村医疗卫生条件；重点办好县级医院，在每个乡镇办好一所卫生院，每个行政村都有一所村卫生室等措施，基层妇幼卫生服务网络明显加强。如图3-4所示。

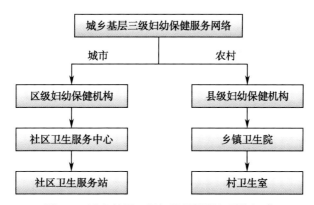

图 3-4 城乡基层三级妇幼保健服务网络组成

二、运转特点

（一）政府主导

政府在妇幼卫生体系建设中的职责是明确的，1995 年颁布的《中华人民共和国母婴保健法》中明确提出：各级人民政府领导母婴保健工作，国家为发展母婴保健事业，提供必要的条件和物质帮助，使母亲和婴儿获得医疗保健服务。在加强妇幼保健机构的建设方面，《中国妇女儿童发展纲要（2011—2020）》明确提出在省、市、县三级均建成一所政府举办、标准化的妇幼保健机构。妇幼保健机构的建设已列入国家卫生事业发展规划中的任务目标。《中共中央国务院关于深化医药卫生体制改革的意见》明确提出全面加强公共卫生服务体系建设。专业公共卫生服务机构的人员经费、发展建设和业务经费由政府全额安排。妇幼卫生隶属公共卫生服务体系，国家医改政策的实施为促进妇幼卫生事业的发展提供了物质基础。

（二）整合妇幼卫生资源

由妇幼卫生健康行政部门牵头，整合辖区妇幼卫生资源。充分利用辖区卫生资源加强妇幼保健服务，是妇幼卫生体系建设的重要措施。如组成辖区妇幼卫生专家组，专家来自妇幼保健机构、妇产医院和儿童医院、综合性医院相关科室，他们能够协助妇幼保健机构指导辖区妇幼卫生技术服务；为辖区妇幼卫生工作出谋划策；参与辖区孕产妇和新生儿危急重症的抢救；参与辖区妇幼保健服务质量检查和人员培训等。

（三）建立转诊网络和机制

在中国以辖区为中心的孕产妇和新生儿危急重症转诊救治网络和"绿色通道"已经基本形成。包括指定符合条件的医疗保健机构作为辖区危重孕产妇和新生儿急救中心；建立了医疗机构之间的转诊关系和工作机制；组成辖区抢救专家组及队伍等，保证患者得到及时救治。在基层医疗机构分娩的孕产妇，一旦发生了危重症，可以通过辖区危重孕产妇和新生儿急救"绿色通道"及时转诊到三级医院，迅速得到有效救治。妇幼保健机构协助妇幼卫生行政部门对辖区孕产妇和新生儿危急重症急救转诊网络进行管理，保证转诊"绿色通道"的畅通。

第三节 中国妇幼卫生人力资源

一、中国妇幼卫生人力资源现状

妇幼卫生人力资源是妇幼卫生体系的重要组成部分,是妇幼健康服务的实践者,在保障我国妇女儿童健康方面发挥着核心作用,因此妇幼卫生人力资源也是妇女儿童健康保障的第一资源。我国的妇幼保健机构人员配备根据 2006 年卫生部发布的《妇幼保健机构管理办法》的规定,妇幼保健机构人员编制一般按人口的 1∶10 000 配备,临床人员按设立床位数以 1∶1.7 安排编制,卫生技术人员占总人数的 75%~80%。

根据《中国卫生和计划生育统计年鉴》(以下简称"年鉴")统计[1],2017 年,全国各地区妇幼保健院(所、站)人员总数为 426 881 人,其中卫生技术人员 353 168 人,其他技术人员 20 416 人,管理人员 19 657 人,工勤技能人员 33 640 人。妇产(科)医院工作人员 106 610 人,儿童医院工作人员 65 171 人。妇幼保健机构中卫生技术人员占职工总人数的 83.0%。从年龄分布来看,25~44 岁年龄段者占 67.1%,年龄在 45~59 岁之间者占 23.2%,年龄在 25 岁以下和 60 岁及以上者分别占 7.9% 和 1.8%。除此之外,社区卫生服务机构、乡镇卫生院和村卫生室均有专兼职妇幼保健工作人员。

至 2013 年,全国妇幼保健机构资源与运营情况监测(以下简称"机构监测")结果显示,省级妇幼保健机构中卫生技术人员平均(中位数)519 人,地市级 146 人,县区级 37 人[2]。

"机构监测"结果显示,2008—2015 年期间,各级机构妇幼保健服务人员的数量显著增长,省级妇幼保健机构卫生技术人员平均增长率为 10.8%、地市级 19.4%、县区级 4.3%,县区级机构相对来说增长幅度较小[3](图 3-5)。

根据 2018 年"年鉴"数据,在妇幼保健机构的卫生技术人员中,研究生学历占 2.7%,大学本科学历占 30.9%,大专学历占 43.0%,中专学历占 22.6%,高中及以下占 0.8%[1]。至 2013 年,省、市、县区级机构中本科及以上学历卫生技术人员比例分别占 60.4%、50.3% 和 26.9%。高学历人才主要集中在三级妇幼保健机构中,二级次之,一级和未评级的妇幼保健机构人员学历层次普遍偏低[2]。

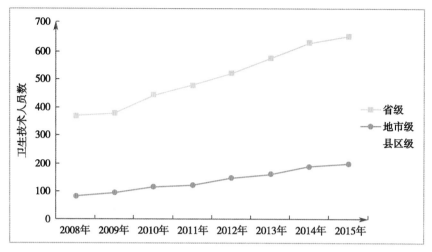

图 3-5　2008—2015 年度各级妇幼保健机构卫生技术人员中位数变化趋势

作为妇幼卫生体系的核心力量，近年来无论是职工总数还是卫生技术人员的构成比例、学历、职称等，均随社会经济的发展和人群对保健服务的需求的增加而逐年提升。但也仍然存在妇幼保健服务人员总量不足、县级机构人员素质偏低、西部地区及县级机构妇幼保健人力薄弱、增长缓慢，助产士培养不能满足社会需求等问题，妇幼保健机构的人力增长落后于社会需求的增长。随着全面二孩政策实施，妇幼健康、儿科等专业人才的需求将大幅增加。这些变化对妇幼卫生人才的服务内容和服务质量均提出了新的要求，加强妇幼保健人才队伍建设十分迫切。

二、中国妇幼卫生人才培养状况

妇幼卫生专业对人才素质的要求与其他专业不同，需要的是既懂临床又懂保健，既掌握系统扎实的临床专业知识和技能，同时也具有开展人群工作的知识和能力，能够从事妇女儿童保健、疾病防治及妇幼管理工作的复合型人才。妇幼保健人员既不同于临床医生，他们还需要采用预防医学的手段和方法，保护妇女儿童避免生物、环境、社会和心理因素对健康的影响，保护和提高妇女、儿童的群体健康；也不同于卫生管理人员，他们必须利用适当的医学诊疗技术为妇女儿童提供个体保健与医疗服务，他们是适应"生物-心理-社会"医学模式的新型卫生工作者。因此，妇幼卫生人才应具备以下条件：具有一定临床基础理论和诊疗技能，扎实的保健理论及实践基础和预防医学观念；具有一定的组织协调管理能力；具有出色的社会工作能力，适应社会发展和文化；具有创新思维、信息处理及应用能力等。目前，我国妇幼卫生人才培养主要包括高等院校、毕业后继续医学教育以及进修学习等方式。

（一）高等院校妇幼卫生人才培养

20世纪80年代初，为了改变我国妇幼卫生服务的落后状况，加强妇幼保健机构的建设和专业人才培养，更好地适应妇幼卫生事业发展的需要，在卫生部妇幼卫生司的努力下，于1985年在医学本科教育中设置了妇幼卫生专业，先后在7所部属院校开始招生，每年招收妇幼专业本科生250人左右。妇幼卫生专业的创立可以说是中国妇幼卫生事业发展的一个里程碑，使妇幼卫生事业的发展步入一个新的历史阶段。之后的20余年，为发展我国妇幼卫生事业培养了一支整体素质较高的队伍，为妇幼保健机构提供了人力资源；对提高我国妇幼保健专业水平，开展妇幼卫生服务、科研与教学都发挥了积极作用。但之后随着教育体系的改革，目前已有5所院校先后停止招收妇幼卫生专业本科生，而仅招收研究生。另外2所院校（四川大学华西医学院和华中科技大学同济医学院）除继续招收本科生以外，还招收成人教育的妇幼保健专科、专升本及统招和在职研究生。总体而言，目前高校教育中妇幼保健专业知识体系还不够健全，毕业生不能满足保健与临床密切结合的工作要求。

（二）妇幼卫生的继续教育

在学校教育之后，继续医学教育是我国妇幼卫生人才培养的重要途径。广义的继续医学教育指大学毕业后的教育，它既包括岗位培训性质的教育，也包括知识更新性质的教育。继续教育是中国医学教育体系的重要组成部分，是以学习新知识、新理论、新方法、新技术为主的一种终身教育，也是更好地保障广大妇女儿童健康、促进妇幼保健机构可持续发展的必要条件。

妇幼保健机构人员继续医学教育结合妇幼卫生的自身特点，内容体现为保健和临床相结合、个体和群体相结合、生物医学和心理及社会医学相结合的特点，培养从事妇幼保健、临床、预防和管理工作的综合型人才。目前，国家、省、市三级妇幼保健机构都有涉及妇幼保健的继续医学教育制度和机制，为在职人员提供各种形式的学习机会，例如：①鼓励业务人员继续接受更高学历教育；②定期安排专业人员到上级医院进修；③外出参加学术会议和继续医学教育培训班；④外请专家入院培训；⑤内部专家培训，学术会议；⑥内部科室轮岗，保健科室人员和临床科室人员互相轮岗；⑦利用互联网资源，通过远程教育完成继续医学教育学分；⑧开展科研，撰写论文；⑨妇幼保健四级网络之间,上级机构履行对下级机构人员免费培训、专家下基层蹲点、送课下乡等。多种形式的继续教育对提高妇幼保健人员业务素质起到了重要作用,继续医学教育作为院校教育的重要补充,对提高妇幼保健从业人员能力建设具有重要意义。

第四节　中国妇幼卫生政府投入水平

卫生筹资是指在一定时期和一定社会环境下卫生领域的资金筹集、合理分配和有效使用。中国妇幼卫生筹资作为中国卫生筹资的重要组成部分,其发展大致经历了以下三个阶段[4]。

第一阶段(中华人民共和国成立至改革开放):农村妇幼卫生筹资制度是建立在公社、生产大队、生产队三级集体经济组织基础上的集体筹资制度;城市妇幼保健机构、疾病预防控制机构为全额补款事业单位,其运行所需经费由政府财政保障。

第二阶段(改革开放后至 2003 年):随着家庭联产承包责任制的实施,集体经济迅速瓦解,原本建立在集体筹资制度基础上的农村合作医疗制度随之解体;随着市场经济制度的建立,各级政府对卫生服务机构的财政投入下降,卫生筹资由财政和集体投入转为以卫生机构业务收入为主、财政补助为辅的筹资体制。

第三阶段(2003 年至今):"建立健全覆盖城乡居民的基本医疗卫生制度,为群众提供安全、有效、方便、价廉的医疗卫生服务"是中国医改的长远目标,其着力抓好"加快推进基本医疗保障制度、健全基层医疗卫生服务体系"等五项重点改革。随着改革的逐步深入,中国实现"人人享有健康"的决心进一步加强,提高服务提供能力、公平性及可及性,加强卫生服务公益性成为改革主旋律,妇幼卫生筹资逐渐从市场"业务收入"为主向"政府投入"转变。

一、政府对妇幼保健机构投入总体情况

妇幼保健机构作为专业公共卫生机构,中国政府正在成为筹资的主体。目前,妇幼保健机构的收入主要来自财政补助、上级补助(从主管部门和上级单位取得的非财政补助收入,用于补助正常业务资金的不足)和业务收入三方面。

自 2005 年以来,妇幼卫生财政补助总量逐年递增,由 2005 年的 26.7 亿元增至 2017 年的 333.3 亿元,增长 12.5 倍。妇幼保健机构财政补助收入占机构

总收入的比重呈上升趋势，由 2005 年的 15.1% 上升至 2017 年的 25.0%，特别是在 2009 年新医改实施以来，财政补助收入占妇幼保健机构总收入的比例增长明显；自 2005 年起，妇幼保健机构财政补助收入占卫生总财政补助收入比重一直维持在 5% 左右，但 2007 年略低，为 3.6%，2017 年达到最高，为 6.1%（表 3-1）。

表 3-1　2005—2017 年中国妇幼保健机构政府财政投入情况

年份	妇幼卫生财政投入总量 / 万元	妇幼保健机构财政补助收入占机构总收入比重 /%	妇幼保健机构财政补助收入占卫生总财政补助收入比重 /%
2005	267 370	15.1	5.5
2006	315 476	16.2	5.4
2007	423 533	17.5	3.6
2008	512 691	17.1	5.0
2009	652 929	17.9	4.9
2010	932 323	20.5	5.6
2011	1 171 503	21.7	5.1
2012	1 332 201	20.3	4.9
2013	1 496 989	19.9	4.8
2014	1 711 059	19.7	4.9
2015	2 200 918	23.0	5.1
2016	2 675 327	23.3	5.5
2017	3 333 193	25.0	6.1

上级补助收入作为妇幼保健机构收入来源之一，在妇幼保健机构所有收入结构中的比重较少（2011 年仅占保健机构总收入的 1%），但也呈现逐年递增趋势，且自 2012 年起取消上级机构补助。妇幼保健机构收入来源的最重要部分为业务收入，其业务收入总量呈直线上升趋势，由 2005 年的 147.4 亿增长至 2017 年的 966.7 亿，增长 6.6 倍[5]（图 3-6）。

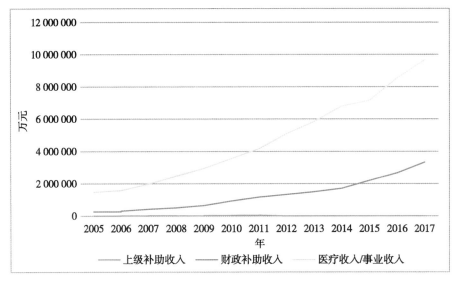

图 3-6　2005—2017 年中国妇幼卫生保健机构收入情况

二、加大新农合补偿力度，不断完善妇女儿童医疗保障制度

2010 年 6 月，卫生部和民政部联合启动农村儿童重大疾病医疗保障试点工作，从解决 0～14 周岁儿童患白血病和先天性心脏病两类重大疾病入手，优先选择 6 个病种进行试点。同时，通过显著提高新农合报销比例和医疗救助补助水平，缓解了农村儿童患重大疾病的经济负担。2015 年，新农合覆盖 99.9% 的农村居民，农村妇女宫颈癌、乳腺癌（简称"两癌"）及儿童先心病、急性白血病等重大疾病报销比例不断提高。2019 年国家医疗保障局、财政部《关于做好 2019 年城乡居民基本医疗保障工作的通知》显示，截至 2019 年 5 月已有 24 个省份完成城乡居民医保制度整合工作，其余 7 个省份城镇居民医保和新农合仍是并轨运行 [6]，至此我国城乡居民保障基本实现待遇均衡，农村妇女儿童医保报销的范围和医保用药范围得以扩大，有效缓解了妇女儿童罹患重大疾病承受的经济负担。

三、以项目为抓手，政府不断增加妇幼卫生专项投入

中国妇幼卫生事业的重要特点之一是根据妇女儿童健康状况，实施有针对性的、全生命周期照护的健康改善项目。在投入上，体现了以项目为抓手，增加专项投入的特点，尤其注重对中西部贫困及农村地区的投入，以缩小城乡间和地区间的差异，改善妇幼人群健康不公平现状。

2000 年，为实现联合国千年发展和"两纲"降低孕产妇死亡率的目标，卫生部、国务院妇女儿童工作委员会和财政部共同实施"降消"项目。自 2000 年起由中央财政及地方财政共同出资，用于西部 12 省（区、市）378 个国家及省级贫困县开展"降消"工作。2005 年，项目扩展至中西部 22 个省（区、市）和新疆生产建设兵团在内的 50.5% 的县区[7]。2011 年，项目扩展到中西部 22 个省（区、市）和新疆生产建设兵团在内的所有县区，实现中西部人口全覆盖[8]。

2002 年，为应对艾滋病女性感染人数迅速上升并通过母婴传播危害儿童健康的状况，卫生部于在 5 个省（区）的 8 个县（市、区）启动预防艾滋病母婴传播试点工作，由中央财政出资开展实施。2010 年扩展到全国 40.5% 的县（市、区），同时还整合开展预防艾滋病、梅毒、乙肝母婴传播工作。2013 年项目地区艾滋病母婴传播率下降至 6.3%，2014 年已感染孕产妇及其所生儿童接受抗病毒药物治疗比例分别上升到 82.6% 和 91.7%[9]。2015 年项目扩展到全国，实现了预防艾滋病、梅毒和乙肝母婴传播服务全国覆盖，项目主要开展孕产妇艾滋病、梅毒和乙肝感染指标的免费筛查，并对乙肝病毒表面抗原阳性产妇所生新生儿在接种首诊乙肝疫苗的同时，再接种 100IU 乙肝免疫球蛋白[10]。

2008 年，卫生部启动中西部六省出生缺陷防治项目，通过实施孕前和孕早期免费补服叶酸和健康教育，落实神经管缺陷高发区出生缺陷干预措施。2008 年由中央财政出资对西部地区按 80% 比例补助；2009 年该项目作为新医改重大公共卫生服务项目之一，扩展到全国农村地区。通过项目实施，神经管缺陷发生率已从实施项目前围产儿出生缺陷发生顺位的第三位降至 2013 年的第九位[11]。自 2016 年起，国家卫生计生委联合中国出生缺陷干预救助基金会等社会组织，启动实施系列出生缺陷救助项目，针对结构畸形、地中海贫血、遗传代谢病等多种出生缺陷疾病，为贫困患病儿童提供医疗救助，促进患儿及时接受救治。2018 年西藏被纳入先天性机构畸形救助项目实施范围，2019 年起在全国全面实施先天性结构畸形救助项目。对于满足条件的患者，该救助项目将根据患者医疗费用报销之后的自付部分，一次性基于 3 000 至 30 000 元不等的补助[12]。

2008 年，为保障母婴安全、降低孕产妇死亡率，卫生部开始实施农村孕产妇住院分娩补助项目，由中央财政投入资金对中西部地区住院分娩的农村孕产妇给予补助。2008 年中央财政对中西部 22 省（区、市）所有县（市）的农村孕产妇进行住院分娩补助，2009 年项目扩展至全国。2018 年农村住院分娩率达到 99.8%[13]，对保障农村地区母婴安全、降低孕产妇和婴儿死亡率发挥了巨大作用。2017 年 4 月 13 日国家卫生计生委、财政部联合出台《关于做好 2017 年新型农村合作医疗工作的通知》，提出将符合条件的住院分娩费用纳入新农合报销范围。同年 4 月 24 日，人力资源社会保障部、财政部印发的《关于做好 2017 年城镇居民基本医疗保险工作的通知》要求将农村妇女符合条件的住院分娩医疗费用纳入支付范围。至此，农村孕产妇住院分娩保障工作转向常态化、制度化。

2009 年，针对城乡居民存在的主要健康问题，中国开展以儿童、孕产妇、老年人、慢性疾病患者为重点人群，面向全体居民免费提供孕产妇保健、0～3 岁儿童保健、免疫规划等 9 类服务，项目所需资金主要由政府承担。2009 年中央财政补助标准为 15 元 / 人；2011 年增加到 25 元，儿童保健人群扩大到 0～6 岁；2012 年后，基本公共卫生服务经费每年以人均 5 元的幅度递增，到 2018 年，补助标准提至 55 元，免费服务内容扩至儿童健康管理、孕产妇健康管理等 12 类[14]，目标人群基本实现全覆盖。

2009 年，针对中国农村妇女宫颈癌和乳腺癌发生率逐步上升的现象，卫生部和全国妇联共同启动农村妇女"两癌"检查试点项目，中央财政对西部地区按 80% 比例补助。目前，陕西、吉林、安徽等 10 个省份在实施国家项目的基础上，地方政府加大经费投入，已实现"两癌"检查覆盖省域内所有贫困地区；北京、天津、浙江等 7 个省份还率先实现省域内城乡地区全覆盖。2009—2016 年，中央财政共投入近 23 亿元，为 6 339.8 万和 1 022.3 万名农村妇女进行宫颈癌和乳腺癌检查。受检年龄范围由项目第一周期的 35～59 岁扩大至 35～64 岁，宫颈癌和乳腺癌检查项目地区分别从 2009 年的 200 个县（区、市）和 200 个县（区、市）扩展至 2016 年的 1 448 个县（区、市）和 811 个县（区、市）[15]。

2010 年，为降低出生缺陷发生风险，提高出生人口素质，财政部与原国家人口计生委联合启动实施国家免费孕前优生健康检查项目。检查经费由中央和地方财政共同负担，地方以省级财政为主；东中西部地区中央财政分别承担 20%、50% 和 80%，地方配套 80%、50% 和 20%。2010 年试点包括 18 个省（区）的 100 个县，2013 年项目实施范围扩大到全国所有县（市、区），目标人群覆盖全部农村计划怀孕夫妇，至 2014 年目标人群覆盖已达 80% 以上。目前，我国已建立起免费孕前优生健康检查制度，全国所有符合条件的农村计划怀孕服务均可免费享受孕前优生健康检查，14 个省份提高了经费结算标准，或将地方高发生出生缺陷的预防纳入免费服务，24 个省份将免费服务扩大到城市居民[16]。

2011 年，为改善中西部地区妇幼健康状况，由中央财政投资实施中西部县级妇幼保健机构能力建设项目，为县级妇幼保健机构配备基本设备。2013 年，国家卫生计生委启动西部地区妇幼卫生能力提升项目[17]。一是提升人员能力，在东中部选择部分机构作为合作单位，在西部特殊困难地区选择部分市、县级妇保机构作为受援单位进行双向交流合作。二是改善硬件，统筹各方资源支持基本设备配备，鼓励合作单位对受援单位给予力支持。三是鼓励项目合作单位与受援单位建立长期合作机制，同时项目还提供部分引导资金，鼓励共同开展课题研究等。

2012 年，国家启动实施贫困地区新生儿疾病筛查补助试点项目，由国家财政出资为项目地区新生儿免费提供苯丙酮尿症和先天性甲状腺功能减退症疾病筛查。2013 年项目实施范围覆盖全国 21 个省 200 个县，2014 年项目经费增加至 2013 年的 2.7 倍，继续在全国 21 个省的 200 个县开展新生儿听力障碍、甲状腺功能减退症等遗传病筛查项目。截至 2016 年底，中央财政累计投入 5.5 亿元，项目覆盖 21 个省（区、市）14 个国家集中连片特殊困难地区 354 县（区、市），受益新生儿约 469 万。2016 年起，财政部联合国家卫生计生委将贫困地区新生儿疾病免费筛查项目作为妇幼类项目纳入重大公共卫生因素法进行分配，地方卫生计生行政部门可根据实际需求，统筹使用资金用于新生儿疾病筛查项目[18]。

2012 年，为提高地贫筛查覆盖率，由中央财政出资在广西、海南、云南 3 省（区）启动实施地中海贫血防控试点项目，免费为群众提供地贫初筛、基因检测和产前诊断。2013 年又增加福建、江西、广东、贵州 4 个省（区）。截至 2015 年，项目实施区域已扩大至中国地贫高发的福建、江西、湖南、广东、广西、海南、重庆、四川、贵州和云南 10 个省（区、市），试点总数达到 126 个，试点地区共为 123.5 万对夫妇提供免费地贫筛查，有效减少了重型地贫儿的出生[19]。

2012 年，为改善贫困地区婴幼儿营养和健康状况，国家卫生计生委与全国妇联联合实施贫困地区儿童营养改善项目，优选 8 个贫困片区的 10 个省的 100 个县作为试点，由中央财政提供项目经费开展实施。2013 年，项目扩大到 21 个省的 300 个县，中央财政专项补助经费也较 2012 年增长 3 倍。截至 2015 年底，中央财政共计拨付专项经费 14 亿元，累计受益婴幼儿 379 万余名[20]。2011 年，国务院下发《关于实施农村义务教育学生营养改善的意见》，启动实施农村义务教育学生营养改善计划。试点范围包括 680 个县（市）约 2 600 万在校学生，国家试点资金由中央财政负担。截至 2016 年 4 月底，该项目全国受益学生达 3 354 万人。试点地区学生营养状况发生了积极变化，身高、体重增长明显，高于全国农村学生平均增长速度，身体素质有所改善，贫血率明显下降[21]。

除上述项目外，国家还对西部地区开展人员培训、提高基层服务水平等系列项目，以及针对孕产妇、儿童死亡和出生缺陷发生率的妇幼卫生监测项目等。

如 2007 年由中央财政转移支付资金用于支持西部妇幼卫生监测，在西部启动网络直报系统，提高西部地区妇幼卫生监测能力 [22]，为了解西部地区妇幼卫生状况、制定西部地区卫生政策提供了信息支撑。

第五节　中国妇幼卫生信息管理

中国妇幼卫生信息管理，包括数据搜集、整理、分析和利用 [23]。数据收集主要基于执行多年的原《中国卫生统计调查制度》和现行的《全国妇幼卫生调查制度》，自 2017 年以来每 3 年修订一次的现制度涵盖了妇幼卫生年报、三网监测、妇幼保健机构监测和出生医学证明等儿童保健、孕产保健、妇女保健和计划生育服务等保健信息，依靠中国独特的国家与省 - 市 - 县级，以及县 - 乡 - 村级妇幼保健体系，自基层，从下至上，逐级汇总上报审核；而数据质量控制和监督指导则从上而下实施 [24-27]。

信息收集通常由政府行政管理部门牵头建设的中国妇幼卫生管理信息系统收集上报，收集到的这些群体保健信息有的来自妇幼保健机构和计划生育服务机构，有的来自综合性医院、妇女儿童专科医院、疾病预防控制机构、社区卫生服务中心（站）、乡镇卫生院和村卫生室，还有的来自卫生研究机构等。这些妇幼卫生管理信息系统既有个案原始数据也有群体汇总数据，既有子系统也有总系统，既有服务系统也有监管系统，既有地方性的系统也有全国性的系统。目前全国性的妇幼卫生管理信息系统主要包括全国妇幼卫生年报信息系统、全国妇幼卫生监测信息系统、全国妇幼保健机构监测信息系统、预防艾滋病梅毒和乙肝母婴传播管理信息系统、出生医学证明管理信息系统、国家辅助生殖管理信息系统、孕前优生健康检查信息系统、妇幼重大公共卫生服务项目信息系统、全国新生儿疾病筛查信息系统、全国儿童营养与健康监测信息系统、危重孕产妇医院监测信息系统等，这类系统收集全国妇幼卫生的重要指标，主要为中央政府和国家卫健委决策提供支持；而地方性妇幼卫生信息系统一般由省级建立，包括上述年报、三网监测、出生医学证明、新筛等系统，既需满足国家级对数据和指标的要求，也需满足当地政府收集本地妇幼卫生数据和指标需求。除上述常规监测的妇幼卫生信息系统外，还有诸如全国学生体质健康监测信息系统、中国居民营养与健康状况调查信息系统等与妇幼卫生相关的专项研究信息系统 [24, 28, 29]。

中国妇幼卫生信息系统等多来源、多渠道收集的数据，经过质量控制、整理和分析形成的各种报告为制定妇女儿童发展纲要和法律法规,改善妇幼健康服务的公平性和可及性,显著改善妇女儿童的健康水平,使中国孕产妇死亡率、5 岁以下儿童死亡率提前实现联合国千年发展目标要求,以及中国被世界卫生组织等国际组织评为妇幼健康高绩效国家做出了巨大贡献。从中获得每年的孕产妇死亡率、婴儿死亡率和 5 岁以下儿童死亡率等多项指标被国家统计局、国务院妇儿工委和多个国际组织(WHO/UNICEF/UNFPA)所采用 [24, 28]。中国建立的完善妇幼卫生信息管理体系,通过其妇幼卫生管理信息系统搜集到的全方位、多角度和全生命周期的妇女儿童相关数据经过整理、加工和分析,可以全面了解和评价妇幼保健计划生育和妇女儿童健康现状,为重点领域、基本 / 重大公卫项目内容的确定,机构设置和人力资源配置标准的确定,机构绩效评价指标的确定,以及相关政策措施的制定、健康干预的开展、监测评估和辅助决策提供了强大的信息支撑。同时,妇幼卫生信息也是妇女儿童获得连续、优质、个性化服务的保障,是实现政府公共卫生服务职能、实现"以人为本"提供优质服务的重要技术支撑。

中国妇幼卫生信息管理体系建设,尤其是妇幼卫生信息系统建设从无到有,从单机版到网络版,从过去单纯信息计算机化管理扩展到现代管理,从过去的单打独斗到现在集全国和国家之力按照国家卫生信息化顶层规划设计的全民保障信息化工程统一建设经历,表明国家已经开始打破过去各自为政、各自建设,数据自采自用,多次重复采集,形成"孤岛"和"烟囱",信息系统建设缺乏全国一盘棋的局面。开始了由上至下、统一高效、资源整合、互联互通和信息共享的统一规划,建设思路也调整为以业务需求和实际应用为导向,推动云计算、大数据、穿戴设备、移动互联网和新一代移动通信等新技术与现代医疗卫生管理服务相结合,注重标准化建设和数据安全管理,完善顶层设计,创新运维模式,让"信息多跑路,群众少跑腿";建立人口全覆盖、生命全过程、工作全天候的健康医疗信息化工作机制,从而满足人民群众多元化健康服务需求 [30]。相信通过政府、妇幼保健机构、妇幼人和老百姓,通过国家互联网 + 妇幼健康的落地,中国的妇幼卫生信息管理和妇幼卫生信息系统建设一定会走到世界的前列!

参考文献

[1] 国家卫生健康委员会. 2018 中国卫生健康统计年鉴. 北京:中国协和医科大学出版社, 2018.

[2] 中国疾病预防控制中心妇幼保健中心. 2012 年度妇幼保健机构资源与运营情况调查分

析报告——第一部分　妇幼保健机构基本情况与资源配置资源.中国妇幼卫生杂志，2014，5(1)：1-4.

[3] 中国疾病预防控制中心妇幼保健中心.2015年度妇幼保健机构资源与运营情况调查分析报告.北京，2016.

[4] 刘民权，王小林，王曲，等.中国妇幼保健服务政府筹资及成本测算.北京：科学出版社，2012.

[5] 国家卫生和计划生育委员会.2018中国卫生和计划生育统计年鉴.北京：中国协和医科大学出版社，2018.

[6] 国家医疗保障局　财政部《关于做好2019年城乡居民基本医疗保障工作的通知》[EB/OL].(2019-05-13)[2019-05-20]. http://www.nhsa.gov.cn/art/2019/5/13/art_37_1286.html.

[7] 卫生部办公厅关于印发《2010年妇幼卫生综合项目管理方案》的通知[EB/OL].(2010-09-10)[2019-05-20]. http://nhfpc.gov.cn/fys/s3585/201009/c203a5a52ab4427fb9ff086ce9104c8f.shtml.

[8] 卫生部要求进一步规范"降消项目"[EB/OL].(2006-06-28)[2019-05-20]. http://www.nhfpc.gov.cn/zhuzhan/zcjd/201304/22fc4b7299464f3fa206db7c9d41dfce.shtml.

[9] 中国预防三病垂直传播成果显著[EB/OL].(2015-09-18)[2019-05-20].http://www.huaxia.com/hxjk/jkbb/2015/09/4563825.html.

[10] 对十三届全国人大一次会议第5394号建议的答复[EB/OL].(2019-01-03)[2019-05-20]. http://www.nhc.gov.cn/wjw/jiany/201901/344cbf2276ac41ebb82d84cb59b2db70.shtml.

[11] 西部妇幼卫生相关项目成效明显[EB/OL].(2010-08-14)[2019-05-20]. http://www.cfen.com.cn/web/meyw/2010-08/content_655738.htm.

[12] 先天性机构畸形救助项目今年起覆盖全国[EB/OL].(2019-03-12)[2019-05-20]. http://www.nhc.gov.cn/xcs/yjlhmtbd/201903/7751b18de4f34ad8b34c6ec3d887b324.shtml.

[13] 卫生部关于印发《农村孕产妇住院分娩补助项目管理方案》的通知[EB/OL].(2009-02-07)[2019-05-20]. http://www.nhfpc.gov.cn/fys/s3581/200909/7bffdc749cca4a69a9525fbed3374e3b.shtml.

[14] 2015年6月10日国家卫生计生委例行新闻发布会文字实录[EB/OL].(2015-06-10)[2019-05-20]. http://www.nhfpc.gov.cn/xcs/s3574/201506/aa391c09b0824e9e8f9a4100832b3860.shtml.

[15] 农村妇女"两癌"检查项目进展情况[EB/OL].(2019-02-18)[2019-05-20]. http://www.nhc.gov.cn/jkfpwlz/gzdt1ur/201902/6a19776dd4374223a07dfe9f76ed5157.shtml.

[16] 关于政协十三届全国委员会第一次会议第1365号(医疗体育类130号)提案答复的函[EB/OL].(2019-01-11)[2019-05-20]. http://www.nhc.gov.cn/wjw/tia/201901/20bb9c2bea374

653adb1aa7f8b7c7727.shtml.

[17] 妇社司启动西部地区妇幼卫生能力提升项目 [EB/OL].（2013-04-26）[2019-05-20]. http://www.moh.gov.cn/wsb/s7381/list_false.shtml.

[18] 关于政协十二届全国委员会第五次会议第 1769 号（医疗体育类 214 号）提案答复的函 [EB/OL].（2018-01-08）[2019-05-20]. http://www.nhc.gov.cn/wjw/tia/201801/17bc5433fbd14f86bf51f7b426c6843c.shtml.

[19] 2015 年地中海贫血防控试点项目工作座谈会召开 [EB/OL]. [2017-01-09]. http://www.nhfpc.gov.cn/fys/s3590/201511/15c1716736164c66aba1fe0ecfab35fa.shtml.

[20] 我国实施营养包行动 16 年解决贫困代际传承 [EB/OL]. [2017-01-09].http://www.chinacdc.cn/mtbd_8067/201609/t20160927_134468.html.

[21] 关于政协十二届委员会第五次会议第 1483 号（医疗体育类 190 号）提案答复的函 [EB/OL].（2018-01-08）[2019-05-20]. http://www.nhc.gov.cn/wjw/tia/201801/7420da3db5d34733a802888eb0626f46.shtml.

[22] 西部妇幼卫生相关项目成效明显 [EB/OL].（2010-08-14）[2019-05-20].http://www.cfen.com.cn/web/meyw/2010-08/content_655738.htm.

[23] 朱军,陈辉. 妇幼卫生信息学. 北京：人民卫生出版社,2014；250-269.

[24] 卫生部. 中国妇幼卫生事业发展报告（2011）. 中国妇幼卫生杂志,2012,3（2）：49-58.

[25] 国家卫生计生委妇幼健康服务司. 2015 全国妇幼卫生信息分析报告. 北京：国家卫生计生委,2015.

[26] 国家卫生计生委妇幼健康服务司. 全国妇幼卫生监测办公室中国妇幼卫生监测工作手册（2013 版）. 2013 年 8 月.

[27] 黄爱群,张伶俐,罗荣,等. 2004—2008 年全国妇幼保健机构监测工作进展. 中国妇幼卫生,2010；1（1）：7-9.

[28] 汤学军,金曦,聂妍,等. 中国妇幼卫生信息化的回顾和展望. 中国妇幼健康研究,2008；19（3）：282-284.

[29] 汤学军,张彤,金曦,等. 医药体制改革与妇幼保健信息系统建设. 中国妇幼卫生,2010；1（3）：60-63.

[30] 国家卫生计生委,国家中医药管理局. 关于加快推进人口健康信息化建设的指导意见（国卫规划发〔2013〕32 号）. http://www.nhfpc.gov.cn/guihuaxxs/s10741/201312/09bce5f480e84747aa130428ca7fc8ad.shtml.

第四章

中国妇幼卫生服务

第一节 概　　述

　　中国的妇幼卫生服务是由妇幼卫生健康行政部门和妇幼保健服务机构在国家有关法律法规的框架下，为妇女儿童提供以需求为导向的卫生服务。目前中国已经形成了一整套包括产前检查、孕产期保健、高危孕产妇筛查与专案管理、住院分娩、产褥期保健和产后访视在内的系统的孕产期医疗保健服务，以及从新生儿访视开始，包括定期健康检查、健康指导等服务的系统的儿童保健服务。孕产妇系统管理和儿童保健系统管理主要由社区卫生服务中心、乡镇卫生院和妇幼保健机构以及综合医院中的妇产科和儿科承担，城乡统一程序、统一内容、统一工作职责。这样的系统服务管理有利于城乡孕产妇及儿童健康的均衡发展，提高全民健康素质，妇女儿童的系统服务管理服务的内容也已经纳入国家基本公共卫生服务规范。

　　在妇幼卫生服务实践中，中国抓住妇女儿童关键时期的干预要点，确保计划生育、安全流产、孕产保健、新生儿和儿童保健的普遍可及，特别关注易被忽略的脆弱群体，追求社会公正和减少贫困，以确保健康公平；致力于尊重、保护和实现妇女、男人、青少年、新生儿和儿童的基本生存权利，尊重选择、尊严、多样化和平等的基本价值，满足新增生育服务需求、保障母婴安全。

　　中国着力解决严重威胁妇女儿童健康的突出问题，积极推进住院分娩和贫困救助，降低孕产妇、婴儿及 5 岁以下儿童死亡率；建立适合流动人口的妇幼保健服务模式，开展以人为本的健康管理；逐步缩小城乡、区域等妇幼卫生指标差距；不断满足人民群众生殖健康需求，提高出生人口素质，预防和减少出生缺陷。在推动落实国家基本公共卫生服务项目中的妇幼健康服务同时，中国积极探索妇幼卫生服务内涵，扩展服务内容，不断满足妇女儿童全面、系统和连续性的健康需求。妇幼卫生服务内容逐步拓展，覆盖妇女儿童的整个生命周期，服务数量日益增加，服务质量持续提高，越来越多的妇女儿童享受到优质的保健服务。

一、妇女保健服务内容

女性一生中生殖系统和生殖功能变化复杂，青少年期、孕产期、更年期均为重大变化时期，涉及生殖系统、生殖功能、心理和社会适应能力的巨变，另外，一些女性特有的常见疾病也会对健康状况造成较大影响。妇女保健服务是针对女性一生中的这些特殊情况，向广大妇女提供涵盖全生命周期的生殖健康保健服务，既包括医疗服务，又包括公共卫生服务。保护和促进妇女全生命周期的生殖健康，落实"母亲安全"，历来受到中国政府的高度重视，并由专门的组织机构和专业人员承担。这些服务内容的设计既包括面向整个人群的健康教育和健康促进、针对某个阶段或某个人群疾病或风险因素的筛查，也包括已经确定的健康问题的及时干预，如诊断、治疗或转诊。

（一）青少年保健

青少年期保健是医疗卫生机构为 10～24 周岁人群提供的、以保障健康为目的的综合性服务。服务内容主要包括健康教育、咨询指导和临床诊疗三方面。

健康教育内容包括针对青少年不同年龄阶段的心理、生理和生殖健康的知识及核心信息，常见疾病防治，健康行为倡导及危害，青少年保健服务获得的方式、途径和时间等信息，提高青少年自我保护意识和能力，促进青少年养成健康的行为和生活方式。

根据青少年不同年龄阶段的生理、心理发育特点，重点关注生长发育与营养运动指导、心理成长与预防筛查心理障碍、安全性行为与避孕、非意愿妊娠终止、预防伤害和性病、艾滋病及生殖道感染防治等内容为有需求的青少年提供注重隐私保护的门诊咨询与指导。采用青少年易于接受的交流形式，满足青少年的咨询需求。

在青少年及监护人知情同意的前提下，为有需求的青少年提供临床诊疗服务，内容包括生长发育及营养状况的评估与指导，性发育评估与指导，心理行为发育评估，心理行为问题预警和筛查、心理行为问题咨询和转诊、避孕及紧急避孕指导、非意愿妊娠终止、怀孕分娩等医疗保健服务，青春期内分泌、泌尿生殖器官感染、常见五官保健问题等常见疾病诊治，对受到性侵害、暴力伤害的青少年给予医疗救助和心理干预治疗，关注吸毒、网络成瘾、有自杀倾向、多性伴侣等有高危行为的青少年,进行及时的心理疏导、治疗和转介。

尽管中国对青少年保健服务的设计是很全面的,但在执行层面还存在较大的阻力。

2006—2011 年,中国 - 联合国人口基金生殖健康 / 计划生育第六周期项目中设计了一项项目策略包括加强青少年生殖健康保健服务的提供,满足青少年生殖健康保健服务需求,主要包括:制定青少年生殖健康服务手册和指南;在项目地区的妇幼保健机构内开展青少年规范化的生殖健康友好服务;与多部门合作,开展相关倡导活动,促进青少年生殖健康服务的利用。

2011—2015 年,中国 - 联合国人口基金生殖健康 / 计划生育第七周期项目中开展了青少年性与生殖健康项目,该项目在卫生系统内的总体目标是提高项目地区提供青少年友好服务能力,促进青少年友好服务的利用,特别是在综合医疗保健机构。

2016 年开始,国家卫生计生委与联合国人口基金共同启动了青少年健康与发展项目(2016—2020 年),在项目中开发试行了以青少年需求为导向的综合保健服务模式和服务内容,包括生长发育、营养与运动、心理与行为发育及生殖健康和伤害等,提升服务人员能力,增加服务可及性,并在项目地区进行了试行。

(二)婚前保健

婚前保健服务内容主要包括婚前卫生指导、婚前医学检查和婚前卫生咨询。

婚前卫生指导主要是围绕影响婚育确定优先的健康问题,选择指导专题,如新婚性卫生、优生遗传等。也可以以确定本地区在婚育方面(如当地的风俗等)影响最大的问题为主要内容,如有关性保健和性教育、新婚避孕知识及计划生育指导、孕前保健知识、遗传病的基本知识、影响婚育的有关疾病的基本知识以及其他生殖健康知识。

婚前医学检查包括医师详细询问病史、全身体检、生殖器官检查、必要的化验及辅助检查,以确定有无影响结婚和生育的疾病。医师对患影响婚育疾病的服务对象明确提出医学意见,并指导治疗和预防。

婚前卫生咨询是医师与服务对象就生殖健康、生殖保健、婚育等有关问题进行面对面的交谈和商讨。包括医生针对对象的问题主动为对象咨询和对象就自身问题向医生求助的两种形式。内容主要包括主要围绕遗传病、传染病、精神病以及重要脏器疾病对婚育影响的咨询,医学意见咨询,和生殖健康咨询等。

中国的婚前保健服务开始于 20 世纪 80 年代末,但 1995 年《母婴保健法》

开始实施之后得到大规模普及。到 2002 年全国婚前保健覆盖率已达 68%。但后来由于考虑到服务对象个人有自主选择服务的权力，于 2003 年 10 月开始，婚前医学检查证明不再作为婚姻登记的必备资料，婚前检查覆盖率急剧下降，2004 年仅为 2.7%。近年来，越来越多的地区将婚前医学检查纳入当地公共卫生服务范畴，由政府免费提供，并加大宣传力度，鼓励准备结婚的男女主动接受婚期保健服务。全国婚前医学检查率回升到 2015 年的 63.3%，部分省份已达 90% 以上。

（三）计划生育技术服务

计划生育是中国的国策，计划生育技术服务是中国计划生育政策顺利实施的重要技术支撑。计划生育服务的内容主要包括以下内容。

通过计划生育和生殖健康教育引导育龄群众更新婚育观念，并使他们了解必要的生殖生理和有关生殖健康的知识，掌握一些生育、节育的措施和方法，提高自我保护和自我保健意识。

在计划生育和生殖健康教育解决共性问题的基础上，提供咨询指导，进行双向交流，可以有针对性地解决个性问题，也可以解决一些不适宜在大众中宣教及一些群众难于启齿的问题。咨询范围包括：避孕节育、生育指导以及性问题等。

按有关规定通过免费供应、社会营销或零售服务等形式发放避孕药具。在发放避孕药具的同时，工作人员会介绍避孕原理、适应证、禁忌证、正确使用方法、常见不良反应及其防治办法以及需要随访或就医的一些情况。

对于有需求的男女，专门的计划生育技术服务机构和大部分的医疗医院提供计划生育手术及其他有关技术服务，包括放置和取出宫内节育器，放置和取出皮下埋植避孕剂，终止妊娠（药物流产和手术流产），男、女绝育术，紧急避孕等。并会跟踪随访，防治可能出现的不良反应及并发症。

（四）孕产期保健

孕产期保健服务包括从孕前到产后的一系列服务内容，也是中国妇幼保健服务最初开展并一直延续至今的服务内容。根据 2011 年卫生部发布的《孕产期保健工作规范》的规定，孕产期保健服务在孕期、分娩期、产褥期等阶段，其保健内容各有侧重。

孕期保健主要为孕妇提供全身体格检查、产科检查、辅助检查，并提供针对性的健康教育与咨询指导。孕期保健的目的是对孕产妇的健康情况进行全面了解和动态评估，对孕产妇与胎儿的全产程监护，提供全程生理及心理支持等人性化服务，处理分娩期并发症，预防孕产妇危重症发生，诊治妊娠合并症。接诊机构根据职责及服务能力，判断能否承担相应处理与抢救，必要时提供转诊或会诊服务。

分娩期保健主要是对产妇孕产期合并症和并发症的产时病情进行监测，为产妇提供一系列健康指导，包括提供营养、心理及卫生指导，婴儿喂养及营养指导，进行母乳喂养知识和技能、产褥期保健、新生儿保健及产后避孕指导等。

产褥期保健包括产后家庭访视和产后42天健康体检。产后访视一般由社区卫生服务中心（城市）或乡卫生院（农村）的妇幼保健人员完成，在产后定期对产妇进行家庭访视，了解产妇身体恢复情况，发现异常时会适当增加访视次数或指导及时就医。产后42天健康体检主要包括对产妇进行全身检查、妇科检查及必要的辅助检查，从而对产妇身体恢复情况进行全面评估；提供喂养、营养、心理、卫生及避孕方法等指导。

（五）更年期保健

更年期保健工作的主要内容可以分为个体保健和群体保健两部分。

目前更年期保健开展较多的是以专科门诊形式为更年期患者提供的医疗保健服务，主要包括对患者的筛查与评估，以及综合医疗保健服务等。根据就诊妇女需求及健康情况，开展相关的医学检查，筛查更年期妇女的重点疾病；以及心理、营养、运动功能等进行综合评估；根据综合评估结果提供咨询服务和保健指导；对更年期患者进行诊治与处理和定期随访。

有些妇幼保健机构已经开始为城市面向辖区的更年期妇女人群提供健康教育和健康查体等服务。对更年期女性提供的健康教育核心信息主要包括更年期症状的识别、更年期疾病的预防、健康生活方式指导和心理保健方法等。重点为更年期女性筛查乳腺疾病、宫颈疾病、心血管疾病、糖尿病、骨质疏松症等疾病，以及焦虑和抑郁等精神心理问题。

（六）妇女常见病筛查

中国妇女常见病筛查服务的形式，主要分为有组织的群体性筛查和为有需求者提供机会性筛查。筛查有的为专项检查，也有的是与其他健康体检相结合而开展。

妇女常见病群体性筛查主要由医疗保健机构与单位或社区进行沟通，有计划地组织适龄妇女进行。筛查地点设置在医疗保健机构门诊，或在社区、企事业单位等符合筛查条件的场所。在城市地区，多由用人单位组织妇女到医疗保健机构接受筛查服务。在农村地区，多为妇幼保健机构组成筛查小组，定期到各乡镇开展筛查服务。

妇女常见病机会性筛查主要为由医务人员建议因各种原因就诊的适龄妇女接受筛查，或为提出筛查需求的妇女提供服务。妇女常见病筛查疾病范围主要包括：①宫颈疾病：宫颈上皮内瘤变、宫颈癌；②乳腺疾病：乳腺癌、乳腺良性疾病；③常见生殖道感染疾病：外阴阴道炎症、宫颈炎症、盆腔炎症性疾病等；④其他：盆腔包块（子宫肌瘤、卵巢包块）、子宫脱垂/阴道前后壁膨出等。

二、儿童保健服务内容

在中国，新生儿出生后即转入健康儿童保健的系统管理。儿童保健系统管理由各级儿童（或妇幼）保健机构组织实施，即根据不同年龄儿童生理和心理发育特点，从出生就开始进行的系统保健服务，包括出生缺陷筛查与管理（含新生儿疾病筛查）、生长发育监测、喂养与营养指导、早期综合发展、心理行为发育评估与指导、免疫规划、常见疾病防治、健康安全保护、健康教育与健康促进等。

（一）新生儿疾病筛查

中国自 2009 年 6 月起在全国范围开展先天性甲状腺功能低下、苯丙酮尿症等新生儿遗传代谢病和先天性听力障碍的新生儿疾病筛查工作。其中先天性甲状腺功能低下和苯丙酮尿症是在新生儿出生 72 小时后至 7 天之内采集足跟血进行相关遗传代谢病的初筛。初筛可疑阳性或阳性者需进一步确诊或鉴别诊断，一旦确诊，立即治疗。先天性听力障碍筛查是通过耳声发射和自动听性脑干反应等技术，在出生后 48 小时至新生儿出院前完成初筛，未通过者及漏筛者于 42 天内进行双耳复筛，复筛仍未通过者在出生后 3 个月龄内转诊至指定的听力障碍诊治机构接受进一步诊断。具有听力损失高危因素的新生儿，即使通过听力筛查在 3 年内每年至少随访 1 次，在随访过程中怀疑有听力损失时，转介到听力障碍诊治机构就诊。

（二）新生儿访视

新生儿访视次数不少于 2 次，首次访视是在新生儿出院 7 天之内进行，医务人员到新生儿家中，了解新生儿出生时情况、免疫接种情况以及新生儿疾病筛查情况等；为新生儿进行全面健康检查，发现异常，指导及时就诊；根据新生儿的具体情况，有针对性地对家长进行母乳喂养、护理和常见疾病预防指导。新生儿满 28 天后，结合接种乙肝疫苗第二针，在乡镇卫生院、社区卫生服务中心进行第 2 次随访。对于低出生体重、早产、双多胎或有出生缺陷的高危新生儿根据实际情况增加访视次数。

（三）婴幼儿及学龄前期保健

正常新生儿满月后，按照规定的时间进行定期体格检查，生长发育和心理行为发育评估；开展婴幼儿营养喂养、心理行为发育、意外伤害预防、五官保健、中医保健、常见疾病防治等健康指导；血红蛋白或血常规检查在儿童 6～9 月龄时检查 1 次，1～6 岁儿童每年检查 1 次；儿童 4 岁开始每年采用国际标准视力表或标准对数视力表灯箱进行一次视力筛查。在常规体检过程中筛查出的早产儿、低出生体重儿、中重度营养不良、单纯性肥胖、中重度贫血、活动期佝偻病、先心病等的儿童进行专案管理。按照国家免疫规划，对适龄儿童进行乙肝疫苗、卡介苗、脊灰疫苗、百白破疫苗、白破疫苗、麻疹疫苗、甲肝疫苗、流脑疫苗、乙脑疫苗、麻腮风疫苗等国家免疫规划疫苗的预防接种，并进行常见病、多发病及传染病的防治工作。

（四）集体儿童保健

集体儿童是指在托儿所、幼儿园集体生活、学习或活动的儿童。每名儿童入托前均需要在当地指定的医疗卫生机构，按统一要求进行全面健康检查，防止儿童把传染病带入园（所）。入托后由托幼机构儿童保健医生负责卫生保健工作，建立定期健康检查制度和合理的生活制度，培养儿童良好的生活习惯；为儿童提供合理营养，确保儿童膳食平衡，满足其正常生长发育需要，防止发生营养缺乏性疾病；开展适合儿童身心发展的体格锻炼，提高儿童抗病能力；对儿童开展早期教育，促进儿童感知、动作、语言、认知等能力的发展；采取各种安全保障措施，预防儿童意外伤害的发生，并做好常见病和多发病的预防，发现问题及时处理或报告。

三、妇幼保健服务的提供

中国妇女保健服务和儿童保健服务主要依托妇幼健康服务体系予以提供。

（一）孕产期系统保健服务

妇女保健服务中的孕产期保健系统管理是目前在妇女保健体系中主要运转的内容，更年期保健、青少年保健服务尚处于起步阶段，个体保健工作正在逐步开展，群体保健工作还未完全纳入该工作体系中。计划生育工作在卫生部尚未与人口计生委合并之前，隶属于计划生育工作网络管理，随着中国机构改革，卫生部与人口计生委合并为卫生和计划生育委员会，各地妇幼保健机构与计划生育服务机构合并后，也将纳入此体系进行管理（图4-1）。

孕产期系统保健服务是实行地段医师负责制，城市妇女保健责任地段是以市、区妇女（或妇幼）保健机构为中心，联合所辖范围内的医疗保健机构（包括综合性医院妇产科、专科医院保健科、教学和科研单位），采取就近划片包干管理或以街道或居委会为单位，实行地段保健负责制，统一管理内容、方法和评价指标，分工负责。农村妇女保健责任地段是以村为单位建立乡村医生保健责任制，采取县、乡、村分级管理，落实各项保健任务。

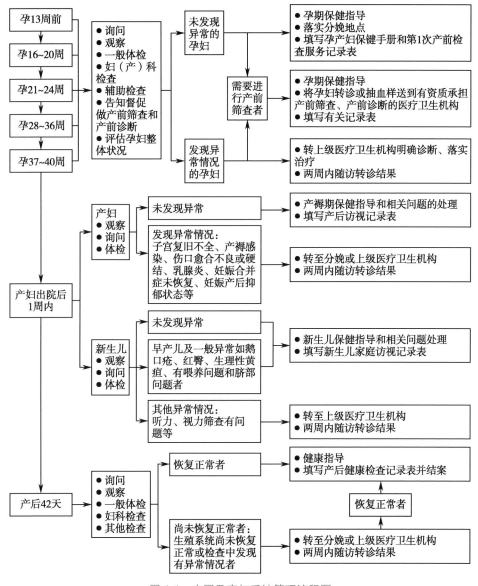

图 4-1　中国孕产妇系统管理流程图

（二）儿童系统保健服务

儿童系统保健服务也实行地段医师负责制,城市儿童保健责任地段是以市、区儿童(或妇幼)保健机构为中心,联合所辖范围内的医疗保健机构(包括综合性医院儿科、专科医院保健科、教学和科研单位),采取就近划片包干管理或以街道或居委会为单位,实行地段保健负责制,统一管理内容、方法和评价指标,分工负责。农村儿童保健责任地段是以村为单位建立乡村医生保健责任制,采取县、乡、村分级管理,落实各项保健任务(图4-2)。

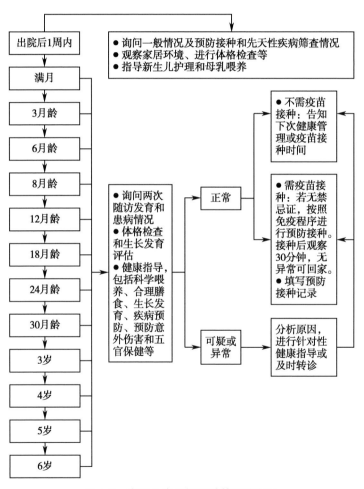

图4-2　中国儿童保健系统管理流程图

每名新生儿出生后即转入健康儿童保健的系统管理,由所属辖区城乡基层医疗卫生机构建立统一、规范的系统管理卡或手册。7岁以下儿童家长定期携儿童至城乡基层医疗卫生机构的儿童保健门诊，接受生长发育监测、体格检查、疾病筛查和高危儿专案管理等儿童系统保健服务，包括新生儿访视 2 次，以及 1 岁以内婴儿每年 4 次、1～2 岁儿童每年 2 次、3～6 岁儿童每年 1 次的保健服务。每次服务后及时记录相关信息，纳入儿童健康档案。对于需要转诊、会诊的高危儿童，由城乡基层医疗卫生机构逐级转介至上级医疗卫生机构接受进一步诊断和治疗。自 2009 年起，中国政府开始实施国家基本公共卫生服务项目，所有儿童均可在城乡基层医疗卫生机构获得免费的儿童系统保健服务。此外，还有重大公共卫生服务项目，为农村地区儿童免费提供微量营养素补充。

2017 年，国家卫生计生委开始在全国推广使用统一的《母子健康手册》，其内容包括政府惠民政策的介绍、孕产妇和儿童系统保健过程中主要健康指标结果、计划免疫情况的记录和健康教育信息，并留出了家庭对孕育感受的记录空间。《母子健康手册》上的所有服务项目都是免费提供的，它既是中国政府关注妇幼健康的一张靓丽名片，也是父母送给孩子的一份珍贵礼物。

四、妇幼保健健康教育工作

健康教育亦是开展妇幼保健服务的重要策略和手段。城乡基层医疗卫生机构均配备有专（兼）职人员以及相应的场地、设施、设备开展健康教育工作。各级妇幼保健服务机构，针对妇幼保健基本知识和能力以及辖区重点妇幼健康问题等内容，制定健康教育年度工作计划，向城乡妇幼家庭提供健康教育宣传信息和健康教育咨询服务。

当前随着社会经济文化的快速发展，妇幼健康教育的形式和内容也在不断地丰富。例如，设置健康教育宣传栏；发放健康教育折页、健康教育处方和健康手册；在乡镇卫生院、社区卫生服务中心门诊候诊区、观察室、健教室等场所或宣传活动现场播放音像资料；利用各种妇幼健康主题日或针对辖区妇幼重点健康问题，开展健康咨询活动；定期举办妇幼保健知识讲座，帮助家长学习、掌握妇幼保健基础知识和必要的养育技能；基层医务人员在提供门诊医疗、上门访视等医疗卫生服务时，开展针对性的个体化健康知识和健康技能的教育等。同时，互联网技术也在越来越广泛地应用于健康教育中，如定制的健康教育短信息、微信、网络咨询、微课堂等，使更多的服务对象享受到更为便捷优质的服务。

五、妇幼保健服务的管理

在中国经济不断发展的今天，中国妇幼保健服务也在逐步调整自己的工作内容和方向，以顺应社会和时代的发展及人民群众的需求。对于妇幼保健服务内容的不断扩展，主要是通过制定和推广相应的技术规范来实现服务的同质化。相关规范在制定过程还会考虑中国妇幼保健地域和机构发展的不平衡，根据城乡基层医疗卫生机构的服务能力和条件，本着城乡均等化、预留发展空间等原则，大力推广妇幼保健适宜技术，积极应用中医药预防保健技术和方法，充分发挥中医药在公共卫生服务中的作用。内容涵盖生理和心理的主动、连续的医疗保健服务与健康管理，强化公共卫生责任，突出群体保健功能，提高妇幼保健服务的公平性和可及性。

在妇女保健服务方面，先后修改和制定了《全国城乡孕产期保健质量标准和要求》《全国城市围产保健管理办法（试行）》《农村孕产妇系统保健管理办法（试行）》《家庭接生常规（试行）》《孕前保健服务工作规范（试行）》《妇幼保健机构评审标准》《计划生育技术服务管理条例》《中华人民共和国人口与计划生育法》《孕产期保健工作管理办法》和《孕产期保健工作规范》等一系列规章和技术规范。

在儿童系统保健服务方面，先后修改和制定了《新生儿疾病筛查管理办法》《中国提高出生人口素质，减少出生缺陷和残疾行动计划》《国家基本公共卫生服务规范》《托儿所、幼儿园卫生保健管理办法》《全国儿童保健工作规范（试行版）》《新生儿访视技术规范》《儿童健康检查技术规范》《儿童喂养与营养指导技术规范》《儿童营养性疾病管理技术规范》《儿童眼及视力保健技术规范》《儿童耳及听力保健技术规范》《儿童口腔保健技术规范》和《儿童心理保健技术规范》等一系列规章和技术规范。

随着技术文件和管理文件的下发，使妇幼保健服务在各个环节基本实现了有据可依，同时逐级的培训推广和定期的督导和评估，促进了各类规范的制定和实施。

第二节　中国妇幼卫生服务实践之一：减少新生儿死亡

案例：帮助新生儿建立生命的第一口呼吸

在中国，新生儿复苏技术的推广，每年帮助60万新生儿建立生命的第一口呼吸。中国新生儿复苏项目对降低全国婴儿死亡率，提前完成联合国千年发展目标做出了巨大贡献。

2012年1月，山西省临汾市的张雪萍一家在欢庆元旦的同时，收到了一份最好的新年礼物：一份孕检阳性报告，小生命的悄然到来让这个备孕已久的家庭充满喜悦。准爸爸和准妈妈伴随着新年的脚步，开始了辛苦却甜蜜的孕期历程。更让这对夫妇意想不到的是，孩子出生时发生了新生儿窒息，在医护人员的努力下，总算有惊无险。

35岁的张雪萍怀孕的过程并不轻松，尤其到了孕31周，血压升高，虽然间断服用降压药，但血压控制并不理想，出现了下肢水肿的症状。还没到预产期，她便出现了腹疼，阴道流血逐渐增多等症状，家人赶紧将其送到医院。

医护人员紧急评估了张雪萍当时的情况。考虑到孩子早产，由儿科医生、产科医生、助产士组成的复苏抢救团队迅速成立。医生的决策和快速应对给了张雪萍夫妇很大的安慰和信心。在医护人员的帮助下，张雪萍终于顺产分娩一个女宝宝。但是新生儿响亮的哭声并没有出现，宝宝发生了呼吸抑制。这种情况的发生是新生儿伤残甚至死亡的主要因素之一。时间在一分一秒钟度过，新生儿复苏小组紧张而有序地抢救这个小生命。

"当时没有听到孩子的哭声，我的心一下子提到了嗓子眼，孩子是我的全部啊，看着医生们围着宝宝进行复苏抢救，我暗暗地祈祷希望能用我的全部换宝宝健康。最后孩子终于哭了，那时候我感到这辈子从来没有这么高兴、这么幸运。"张雪萍回忆分娩过程时说，感谢医生，她们就像白衣天使，把一个健健康康的孩子带给我们，女儿学说话、学走路都不比别家的孩子晚，各方面发育都很正常，要是没有医生们的及时救治，后果不敢想象。

张雪萍给孩子取名笑笑，希望小宝贝永远像出生时一样坚强勇敢，健健康康、欢欢笑笑地成长。自2004年以来，有超过150 000名像笑笑这样的新生儿因新生儿复苏技术的推广而免于致残或死亡。

一、中国新生儿死亡率现状

2015年的数据显示，中国5岁以下儿童死亡中，超过50%由新生儿死亡造成。尽管中国5岁以下儿童死亡率和新生儿死亡率均呈逐年下降趋势，但新生儿死亡占5岁以下儿童死亡的比例没有明显变化，始终在50%左右徘徊。早产或低出生体重、新生儿窒息和产伤、新生儿严重感染引发的死亡共同构成了中国死亡新生儿68.2%的死因[1]。

为降低中国新生儿窒息的病死率和伤残率，卫生部妇幼保健与社区卫生司于2004年7月在全国启动了"新生儿复苏项目"。项目由美国儿科学会、中华医学会围产医学分会、中华护理学会妇产科专业组和中华预防医学会儿童保健分会提供技术支持，中国疾病预防控制中心妇幼保健中心承担具体实施。项目目标是确保项目地区每个分娩现场至少有一名受过新生儿复苏培训并掌握复苏技术的医护人员。

二、中国新生儿复苏技术的推广措施

（一）项目管理模式

2004年以前中国各地已经零星开展了新生儿复苏培训。一些医学院校、学会/协会以及国际非政府团体在少数省份组织小规模的培训班，向贫困地区捐赠新生儿复苏设备等，推广新生儿复苏技术。然而这些培训在覆盖面和持续性方面存在局限，新生儿复苏技术并未真正引起重视。2004年7月设立的中国新生儿复苏项目，明确了政府部门组织管理、学会/协会技术指导、企业资金支持的多部门协作模式，在全国层面上推广新生儿复苏技术。政府主导、多部门协作的实施模式扩大了项目的影响面，确保了项目活动的顺利实施。项目的组织管理结构见图4-3。

在这种实施模式下，各部门明确职责，合理分工，加强协调和沟通。国家卫生健康委及省级卫生健康委对项目实施进行组织和管理，为项目实施创造政策

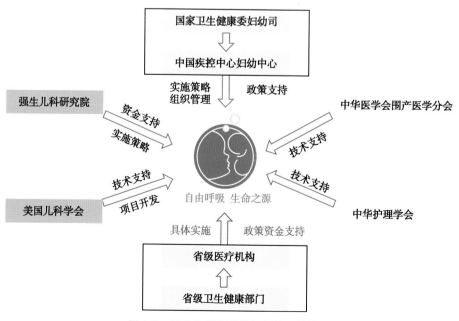

图4-3　新生儿复苏项目组织管理结构图

支持环境,增强了项目执行的力度,从行政层面确保各项活动的顺利实施。国内相关领域的学会/协会组建专家队伍,为项目提供技术支持;同时也利用全国的学术交流平台,例如,学会/协会年度会议等,在学术界和临床界进行项目宣传和交流,扩大项目的影响;邀请权威专家在学术期刊上发表新生儿窒息复苏指南和规范,引导医学界逐渐改变陈旧观念,采用新的复苏技术。企业在资金上大力支持,同时通过各种渠道进行宣传和推广,增加社会大众对新生儿窒息复苏的认识和对项目的了解。此外,由于新生儿窒息复苏技术处于不断发展和更新的阶段,美国儿科学会专家的参与,不仅保证了新生儿复苏技术培训的准确性,而且确保了国内相关知识的及时更新。

(二)新生儿复苏技术培训模式

中国新生儿复苏项目引进了美国儿科学会《新生儿复苏培训教程》的培训模式,采用理论授课与模拟操作相结合的培训方法(图4-4)。标准培训课程共有8课,培训时间至少2天。每课的理论授课结束后,立即进行本课的模拟操作。模拟操作采用项目开发的新生儿复苏培训教具,学员最多8人一组,由1名师资带教。要求每位学员对本课的知识在模型上进行操作练习,师资进行指导和考核,做到人人演练,人人过关。县、乡级培训可在课程内容上做适当删减,但仍要按照此标准进行模拟操作演练。

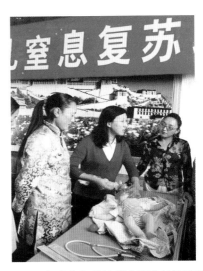

图4-4 新生儿复苏培训在西藏地区开展

项目采取逐级培训的模式。2004年项目启动之后,首先由美国儿科学会专家对国家级专家进行培训和考核,建立了由20名专家组成的国家级师资队伍。2004年至2015年,国家级专家对31个省(区、市)的省级专家进行培训,建立了省级师资队伍。各省卫生行政部门组织省级专家,对本省的各级医务人员进行培训,选拔组建地市级、区县级师资队伍。

(三)长效机制和支持性政策环境

为深入开展新生儿复苏培训工作,促进科室协作,加强院内新生儿窒息复苏队伍的组织和培训,推动医疗保健机构持续有效开展新生儿复苏工作,于2008年上半年组织专家制定了《建立医疗机构新生儿复苏领导小组方案》(以下简称《方案》。为确保《方案》的科学性、适宜性和可操作性，分别于 2008 年 10 月—2009 年 4 月、2009 年 10 月—2010 年 6 月和 2013 年 6 月—2015 年 6 月在 10 个省开展了试点研究工作。2014 年 3 月 14 日，国家卫生计生委办公厅以国卫办医发〔2014〕21 号印发《医疗机构新生儿安全管理制度（试行）》。该《制度》共 12 条，结合现行法律规章制度和临床工作实际，要求各地加强产科医护人员新生儿疾病早期症状的识别能力，定期开展相关培训。其中第一条规定：二级以上医院和妇幼保健院，应当安排至少 1 名掌握新生儿复苏技术的医护人员在分娩现场。分娩室应当配备新生儿复苏抢救的设备和药品。该《制度》的出台为各地开展新生儿复苏技术培训奠定了法律基础，促进了新生儿复苏技术的推广和应用。

三、中国新生儿复苏项目实施效果

新生儿复苏项目的实施取得了显著效果。据 2009 年的第一周期评估数据显示，项目省的县级培训覆盖率达 97.7%，助产机构培训覆盖率总体达 94.3%。322 所抽样调查医院中，有 93.2% 的产科医生、新生儿科医生、助产士接受了院内组织的培训，58.6% 接受过县级及以上组织的培训。90% 以上的产房配备了新生儿复苏气囊、新生儿面罩、气管插管和辐射保温台等基本的复苏设备。322 所医院的数据显示，项目地区医疗机构内的新生儿窒息发生率由 6.3% 下降到 2.9%，下降了 53%；因出生窒息死于分娩现场的发生率由 7.6/ 万下降到 3.4/ 万，下降了 55%[2]。第二周期对 347 家医院进行的抽样调查显示，2010—2014 年，新生儿窒息（1 分钟 Apgar 评分≤7）的发生率由 2.33% 下降到 1.79%，下降了 23.48%。2010 年至 2014 年，因出生窒息死于分娩现场的发生率由 2.41/ 万下降到 1.64/ 万，下降了 31.95%。整合第一周期和第二周期的医院抽样调查数据进行分析，新生儿窒息发生率从 2003 年的 6.32% 下降到 2014 年的 1.79%，因出生窒息死于分娩现场的发生率从 2003 年的 7.55/ 万下降到 2014 年的 1.64/ 万，下降幅度分别为 71.7% 和 78.3%。

从全国范围看，通过对全国妇幼卫生监测数据进行分析，2003—2014 年，全国婴儿出生窒息死亡率由 531.8/10 万下降为 132.6/10 万；新生儿因出生窒息 24 小时内死亡率由 423.4/10 万下降为 79.0/10 万，因出生窒息 7 天内死亡率由 540.9/10 万下降为 125.1/10 万，下降幅度分别达到 75.1%、81.3% 和 76.9%。见图 4-5 和图 4-6。

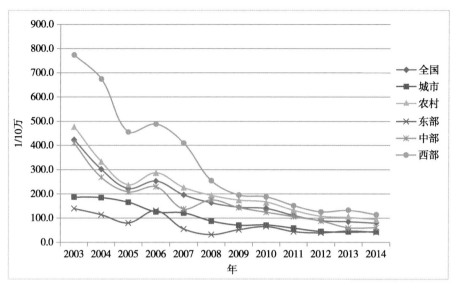

图 4-5　2003—2014 年全国新生儿因出生窒息 24 小时内死亡率变化趋势

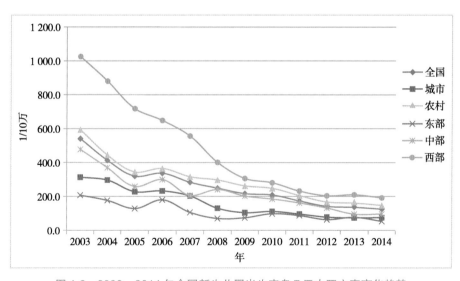

图 4-6　2003—2014 年全国新生儿因出生窒息 7 天内死亡率变化趋势

　　新生儿复苏技术的推广在中国还面临诸多挑战。中国地域分布广泛，各省在技术推广的数量和质量上存在较大差距。其中一个重要的影响因素就是资源的可及性。在国家培训经费有限的前提下，各省需要自筹资金开展工作，经济基础较差的西部省份投入能力有限，技术推广的范围局限在省级和市级医疗机构，更多偏远地区的基层医务人员无法接受高质量的培训。

与其他儿童健康适宜技术一样,新生儿复苏技术培训强调小组配合和实战演练。尽管在新生儿复苏项目中强调使用仿真模型进行技术演练,但是在实际培训中各地仍存在重理论、轻操作的现象。特别是在培训资源不足的地区,为了在短时间内提高培训覆盖率,多采用大班集中授课的方式,学员实际操作的机会少,不能很好地将受训技能应用到临床抢救中。

第三节　中国妇幼卫生服务实践之二:儿童营养改善

案例:母乳喂养成功的喜悦

2016年7月6日20时35分,伴随着响亮的啼哭声,在北京市的一所区级妇幼保健院里,又一个新生命诞生了,这家医院是一所爱婴医院。

妈妈刘薇躺在产床上,在护士的帮助下,小家伙趴在她的胸前,皮肤紧贴着她的皮肤。护士轻轻地擦干了小家伙身上的羊水,盖上了干毛巾。过了一段时间,小家伙动了起来,半张着的小嘴巴流出了口水,开始"东张西望"地寻找奶头,好不容易碰到后,一口含了上去。

那一刻,刘女士的眼角湿润了,在此之前,她以为自己不可能成功地实现母乳喂养。像很多年轻妈妈一样,刘女士的乳房不太丰满。怀孕后,刘女士更是焦虑了:"又小又瘪的乳房能喂饱自己的孩子吗?从小就没有吃过妈妈的奶,不知道孩子有没有这个福气,但我真的特别希望用自己的乳汁来把孩子喂养长大。"

在医院的孕妇学校里,刘女士了解了泌乳的机制,绝大多数妈妈都能用自己的母乳喂饱自己的孩子,也知道了乳汁是妈妈给宝宝最天然的爱。从医护人员那里学习到的关于母乳喂养的知识让刘女士打消了疑虑,并坚定了她母乳喂养的决心。

刘女士说,尽管自己憧憬了多次自己哺喂孩子的场景,但真的怀抱着自己的孩子,看着孩子有节奏的吸吮,她感到十月怀胎的辛苦、一朝分娩的疼痛都化作了浓浓的幸福……"我就想这样一直抱着她,爱护她,我一定要坚持母乳喂养到2岁。"刘女士坚定地说。

周围的医生护士们露出了欣慰的笑容。

在中国,这样的故事每天都在7 000多所爱婴医院上演。为改善儿童的营养状况,中国政府采取了一系列举措,从生命早期的母乳喂养促进、到婴儿期的微量营养素补充、再到儿童常见营养性疾病的管理。这些措施以儿童早期发展的理念为核心,达到改善儿童营养状况的目的。

一、中国儿童营养与健康现状

(一)中国母乳喂养现状

2011 年颁布的《中国儿童发展纲要(2011—2020 年)》(以下简称《纲要》)明确提出"0～6 个月婴儿纯母乳喂养率达到 50% 以上"的目标,并将"加强爱婴医院建设管理,完善和落实支持母乳喂养的相关政策"作为具体策略。《2013 年第五次国家卫生服务调查分析报告》显示,中国 5 岁以下儿童的母乳喂养率为84.5%,6 个月以内儿童纯母乳喂养率为 58.5%,城市和农村纯母乳喂养率分别为 62.0% 和 55.4%。

(二)中国儿童营养与体格发育现状

随着社会经济的发展和生活水平的提高,中国 5 岁以下儿童营养与健康状况日益改善。如前所述,中国儿童的身高、体重生长发育水平指标显著提高,呈快速增长趋势,儿童的体格发育平均水平已超过世界卫生组织 2006 年推荐的儿童生长发育标准。中国儿童营养不良状况持续改善,城乡差距缩小,儿童生长迟缓率明显低于全球平均水平,与美国等发达国家的差距逐渐缩小。2013 年中国 5 岁以下儿童生长迟缓率为 8.1%,与 1990 年的 33.1% 相比下降了 75.5%。农村降幅大于城市,城乡差距逐渐缩小。1990—2013 年,城市 5 岁以下儿童生长迟缓率由 11.4% 降至 4.3%,农村由 40.3% 降至 11.2%,城市和农村生长迟缓率分别下降了 62.3% 和 72.2%[3]。儿童贫血患病率持续下降,但仍存在城乡差异。2000—2005 年,中国 5 岁以下儿童贫血患病率徘徊在 19%～23% 之间。2005 年开始持续下降,从 19.3% 下降到 2010 年的 12.6%,其中,城市由 11.3%下降到 10.3%,下降了 8.8%;农村由 21.9% 下降到 13.3%,下降了 39.3%[4]。

另一方面是儿童肥胖的问题。20 世纪 80 年代,全国城市 0～7 岁儿童肥胖发生率不到 1%。90 年代中期达 2%～4%,10 年间翻了两番以上,平均年增长率达 10%。2005 年,城市和农村 5 岁以下儿童的超重及肥胖发生率分别为5.3% 和 3.9%;2010 年,城市和农村分别升高到 8.5% 和 6.5%[4]。

(三)中国婴幼儿营养不良和微营养素不足的现状

随着中国人民生活水平的不断提高,中度和重度营养不良发生率已有明显下降,而轻度营养不良和微营养素缺乏成为常见问题,如维生素和矿物质缺乏等。例如,生长迟缓,即身高不足,是儿童早期多种营养成分不足的积累结果。

生长迟缓率常从 6 月龄开始升高，于 18 月龄达到高峰，并可一直持续到 3 岁半。尽管中国经济快速发展，但儿童贫血发生率仍然较高。据调查，2010 年中国 5 岁以下城市和农村儿童贫血患病率分别为 10.3% 和 13.3%，其中高峰发生在 6～12 月龄，农村地区此期间贫血患病率甚至高达 28.2%。虽然患病率随着年龄的增长有所下降，但仍处在较高的水平[5]。

二、中国儿童营养改善的措施

（一）保护、促进和支持母乳喂养

1. 创建爱婴医院，全面提高产科服务质量　1992 年 6 月，世界卫生组织和联合国儿童基金会联合提出了创建"爱婴医院"的倡议，中国政府积极响应，广泛开展促进母乳喂养和爱婴医院创建工作，到 1999 年，全国共创建爱婴医院 7 329 所，成为世界各国爱婴医院数量最多的国家。2014 年国家卫生计生委在全国全面启动"爱婴医院复核"工作，并将爱婴医院促进母乳喂养的理念拓展到包括控制剖宫产、完善各种流程保障母婴安全的更广泛的爱婴内涵。国家卫生计生委下发了新的爱婴医院标准，到 2015 年 8 月，全国 31 个省共复核爱婴医院 7 036 所，66% 的新生儿在爱婴医院出生。爱婴医院的复核每 3 年会组织一次，建立起长效的爱婴医院监督管理机制，这对于维护爱婴医院的品牌效应，保护母婴安全和健康将起到积极的推动作用。

2. 开展母乳喂养咨询项目　2009 年 2 月，卫生部在上海启动母乳喂养咨询项目，中国疾病预防控制中心妇幼保健中心负责组织实施。该项目旨在为助产机构培训专门的母乳喂养咨询人员，使他们成为医疗保健机构开展母乳喂养服务的骨干力量，一方面通过到产科病房巡诊，帮助产妇解决住院期间母乳喂养的问题，另一方面通过开设开始的母乳喂养咨询门诊为出院后的妈妈提供持续的母乳喂养的技术和情感支持，进一步提高出院时纯母乳喂养的比例和 0～6 个月纯母乳喂养率。同时，他们也负责为院内其他相关人员提供母乳喂养知识技能的培训和指导。经过 2 个周期的项目实践，到 2015 年，项目单位由第一周期的 34 家增加到第三周期的 56 家，项目组织母乳喂养咨询师培训班 9 期，培训学员 600 余人，项目省辐射培训 6 000 余家医疗机构的 1 万余名医务人员。此外，项目组织编写出版了《母乳喂养培训教程》，制作并下发母乳喂养指导光盘《母乳——生命之源》《母乳喂养健康教育处方》《母乳喂养指导挂图》等。母乳喂养咨询项目实施 8 年来，项目单位的分娩产妇出院前纯母乳喂养率显著提高，婴儿早吸吮的时间明显延长，生后 24 小时的母乳喂养次数明显增加，充分显现出项目的成效。

3. 世界母乳喂养周宣传活动　中国每年 8 月 1 日至 7 日都组织"世界母乳喂养周"活动，在国家卫生计生委的统一部署下，利用世界母乳喂养周这一契机，结合每年的不同主题，在全国范围内开展大型主题宣传活动，使公众了解母乳喂养的重要性。通过广播、电视、新闻报刊等各种媒体，宣传母乳喂养；通过名人效应，强调母乳喂养的重要性。母乳喂养周活动已成为开展社会动员、营造母乳喂养良好氛围和传播母乳喂养理念的重要窗口。

4. 建立促进母乳喂养的社会支持体系　为促进社区母乳喂养服务的开展，自 1997 年至 1999 年开始，全国 8 个省、16 个城市先后创建了爱婴社区 64 个，惠及 105 万个家庭，覆盖人群达 341 万人。2013 年联合国儿童基金会和中国疾病预防控制中心妇幼保健中心共同发起"母爱十平方"活动，倡导在办公场所、公共场所建立哺乳室，为母乳喂养提供社会支持。通过这些活动的开展，促进了社会母乳喂养支持体系的建立，得到了政府、保健机构、家庭和社会的广泛重视。国家 10 部门加快推进公共场所和用人单位母婴设施建设，2018 年底在应配置母婴设施的公共场所中，配置率达到 80% 以上。

总之，促进母乳喂养的成功需要医疗机构、家庭、社会的共同努力和支持。爱婴医院复核工作的开展，极大地推动了中国"促进母乳喂养成功十条标准"的落实；母乳喂养咨询项目的实施，为医护人员母乳喂养咨询服务的质量提供了有力保障；世界母乳喂养周等活动的宣传，使公众对母乳喂养好处的认知程度不断提高，母乳喂养好处的知晓率达到 90% 以上；母爱十平方、爱婴社区等社会公益活动推广，解决了母乳喂养实践过程的实际困难，为维持母乳喂养创造了有利条件。多维度社会支持体系的建立，对于全面落实母乳喂养促进将起到积极的作用，为保障母婴健康、提高儿童生存质量、促进儿童潜能发展创造了积极的条件，为实现联合国可持续发展目标中"消除新生儿和 5 岁以下儿童可预防的死亡率"起到极大的促进作用。

（二）改善儿童营养状况和体格发育的措施

1. 加强常规儿童保健服务中的儿童营养保健服务　儿童营养保健服务的内容分别通过不同途径得以加强。包括在国家卫生计生委发布的文件中做明确要求，如在《各级妇幼健康服务机构业务部门设置指南》中要求省、市、县级妇幼健康服务机构均需建立儿童营养与喂养科、《妇幼保健专科建设与管理指南》中包括儿童营养专科建设与管理指南；《托儿所幼儿园卫生保健管理办法》及其工作规范中要求托幼机构加强饮食卫生管理，为儿童提供安全、科学、合理的营养膳食。为有效控制儿童肥胖发生和发展的趋势，规范儿童肥胖干预工作，国家卫生计生委妇幼司于 2015 年启动制定了《0～6 岁儿童肥胖干预工作规范》和《0～6 岁儿童肥胖专案管理技术规范》。同时，在全国开展儿童超重和肥胖干预技术培训和宣传动员活动，提高医务人员早期干预的能力，唤起儿童家长的重视。

2. 加强儿童营养教育、喂养指导和科学研究　通过开展各种培训，提高了各级妇幼保健人员有关婴儿辅食添加、继续母乳喂养、特殊困难情况下的喂养等方面的知识和技能，加强世界卫生组织母乳喂养儿辅食添加十项原则的实施。推广儿童营养改善项目，将儿童健康体检与喂养及营养咨询指导紧密结合，早期预防儿童营养不良的发生。确保了教育和新闻等大众宣传单位对公众提供有关婴幼儿喂养的正确、真实、完整的信息，营造婴幼儿合理喂养和儿童合理营养的社会和文化氛围。此外，还开展了儿童体格生长评价、儿童营养管理、儿童营养性疾病检测技术、治疗手段、预防措施等多方面的研究。这些策略的实施，对改善中国儿童营养状况和降低低体重及生长迟缓率起到了重要的作用。

3. 开展儿童营养干预实用技术推广项目　中国疾病预防控制中心妇幼保健中心自 2010 年起开展了"科学应对儿童饮食行为问题项目"，应用喂养困难识别和管理工具（Identification & Management of Feeding Difficulty，IMFeD）对临床门诊喂养困难儿童的饮食行为进行诊断和干预指导。这套工具简单实用，可以针对不同类型饮食行为问题进行筛查、治疗和处理；与之配套的个性化饮食行为干预处方，可以指导家长如何采取良好的喂养方式，帮助儿童建立正确的饮食行为。2013 年又开展了"婴儿胃肠道常见问题筛查干预项目"，引进国际婴儿胃肠道常见问题筛查干预工具（Gastrointestinal Problem Solver，GPS），对婴儿常见的胃肠道问题进行干预指导，改善婴儿的进食和睡眠，从而促进健康的生长发育。2016 年又开始实施"儿童营养门诊试点建设项目"，支持医疗保健机构建设和完善儿童营养门诊，落实各项儿童营养喂养保健服务的相关建设标准和技术规范内容，总结推广前期项目的实施经验和成果，建立更加优化的儿童营养门诊服务流程，以配合儿童营养保健专科建设工作的推进。

（三）纠正儿童微营养素缺乏的措施

1. 制定辅食营养补充品通用标准　为推广辅食营养补充，规范辅食营养补充品的质量和安全性，国家标准化管理委员会和卫生部于 2008 年发布了《辅食营养补充品通用标准》（GB/T 22570-2008），并于 2009 年 3 月 1 日起正式实施。该标准指出，辅食营养补充品是一种在辅食中添加含高密度多种微量营养素（维生素和矿物质）的补充品，其中含或不含食物基质和其他辅料，用于 6～36 月龄婴幼儿营养素的补充。辅食营养补充品营养素的添加须符合相关规定，必须添加的微量营养素包括维生素 A、维生素 D、维生素 B_1、维生素 B_2、铁和锌。《辅食营养补充品通用标准》的颁布为辅食营养补充品的研发和推广提供了法规依据。2014 年该标准修订为《食品安全国家标准辅食营养补充品》（GB 22570-2014），主要修改了标准名称、标准结构、技术要求和标示要求，删除原标准附录 A 和附录 B，于 2014 年 11 月 1 日实施。

2. 开展营养包推广应用试点　2001 年起，甘肃省天祝、静宁、定西、清水、景泰 5 个县选取 4～12 月龄儿童参加了婴幼儿家庭辅食强化效果研究。干预 6 个月后，儿童贫血率从 34.1% 下降至 18.5%，12 个月后降至 7.5%。儿童近两周呼吸系统疾病和腹泻的患病率也显著下降，24 月龄时儿童发育商高于对照组[6]。2008 年，四川汶川地震后，为应对灾情、快速改善灾区儿童营养状况，中国疾病预防控制中心营养与健康所在对四川理县 6～23 月龄的婴幼儿开展了为期 15 个月的营养干预。干预使婴幼儿平均血红蛋白浓度增加了 15.1g/L，贫血率由 77.4% 降至 30.8%[7]。

儿童辅食营养补充品以试点项目的形式在中国许多地区进行了推广应用，包括 2008—2011 年中国疾病预防控制中心妇幼保健中心在内蒙古、贵州、青海和广西对 6～24 月龄儿童开展了儿童营养素补充项目，2010 年 4 月在四川地震灾区的汶川、理县、茂县、青川和彭州对 6～24 月龄婴幼儿实施儿童营养干预项目，以及 2011 年 5 月全国妇联和卫生部启动实施消除婴幼儿贫血行动等。项目结果均显示，辅食营养补充品显著改善了项目地区儿童的营养状况，大大降低了儿童贫血患病率。

（四）实施"贫困地区儿童营养改善项目"

在上述工作基础上，国家卫生计生委和全国妇联自 2012 年起共同启动实施了"贫困地区儿童营养改善项目"。这是儿童重大公共卫生服务项目之一，也是儿童辅食营养补充在全国范围的大规模推广应用。项目为贫困地区半岁到 2 岁婴幼儿每天免费提供 1 包辅食营养包，同时广泛开展儿童营养知识的宣传和健康教育。国家卫生计生委和全国妇联共同组织成立了"贫困地区儿童营养改善项目"领导小组，项目还成立了由营养、儿童保健、儿科临床、健康教育、食品安全、卫生管理和社会政策等领域专家组成的国家级专家技术指导组，在中国疾病预防控制中心妇幼保健中心成立了国家级项目管理办公室。各项目省也成立本地区的项目领导小组、专家技术指导组和项目管理办公室，负责本地区项目相关工作。省级卫生计生行政部门集中组织开展营养包招标采购，之后按计划统一配送到各项目县（区）或各乡（镇）卫生院，由基层医疗卫生机构人员发放。项目同时充分发挥了妇联组织的宣传动员作用，并结合预防接种、儿童保健服务、儿童早期家庭教育指导服务等工作共同开展。

项目实施以来，资金投入不断增加，从 2012 年的 1 个亿增加到 2013 年的 3 个亿，又到 2014 年、2015 年和 2016 年的 5 个亿；项目范围不断扩大，从 100 个贫困县逐步扩大到 341 个县；项目受益儿童数逐年增多，截至 2018 年底，已覆盖 715 个国家级贫困县，累计 722 万儿童受益[3]。2013—2014 年度监测评估数据显示，儿童贫血率从 32.9% 降至 26.0%，下降了 20.9%；生长迟缓率从 10.1% 降至 8.4%，下降了 16.8%；过去两周腹泻发病率从 14.2% 降至 9.4%，下降了 33.8%；儿童看护人对儿童营养喂养知识的正确认知率从 28.7% 提高到 32.4%。监测地区 2017 年 6～24 个月婴幼儿平均贫血率和生长迟缓率与 2012 年相比分别下降了 46.5% 和 36.6%[3]，可见受益儿童抵抗力明显增强，健康水平显著提高。

2014 年 12 月，国务院发布《国家贫困地区儿童发展规划（2014—2020）》、2015 年 12 月《中共中央国务院关于打赢脱贫攻坚战的决定》、2016 年 3 月发布的《中华人民共和国国民经济和社会发展第十三个五年规划纲要》和 10 月国务院印发的《"健康中国 2030"规划纲要》均提出，要全面实施贫困地区儿童营养改善项目。中国儿童辅食营养补充范围将进一步扩大，将会有更多的儿童从中受益。

婴幼儿辅食营养包

目前中国采用的婴幼儿辅食营养包是在以非转基因大豆粉（或乳粉）为原料的食物基质中添加铁、锌、钙、维生素 A、维生素 D、维生素 B_1、维生素 B_2、维生素 B_{12} 和叶酸构成的粉状物，各种营养素的含量见表 4-1。

表 4-1　婴幼儿辅食营养包各种营养素的含量及婴幼儿的推荐摄入量

营养素	每日份（12g/ 袋）	0.5～1 岁		1～3 岁	
		RNI（或 AI）	%	RNI（或 AI）	%
蛋白质 /g	≥3.0	20.0		25.0	
维生素 A/μg	250	350	71	310	81
维生素 D/μg	5	10	50	10	50
维生素 B_1/mg	0.50	0.30	160	0.60	120
维生素 B_2/mg	0.50	0.50	100	0.60	83

营养素	每日份 （12g/袋）	0.5～1 岁		1～3 岁	
		RNI（或 AI）	%	RNI（或 AI）	%
维生素 B$_{12}$/μg	0.50	0.60	83	1.00	50
叶酸 /μg	75	100	94	160	50
钙 /mg	200	250	40	600	33
铁 /mg	7.5	10	75	9	63
锌 /mg	3.00	3.50	56	4.00	56

营养包可搭配辅食，如温热的牛奶、稀饭、面条、玉米糊等辅食中食用。也可直接加入温水，搅拌成泥糊状食用。要根据婴幼儿的饭量加营养包，要保证让婴幼儿吃完加了营养糊的饭，不要浪费。每天一袋，可以一次吃完，刚开始吃的时候、6～12 个月的婴儿可以分 2～3 次吃完。

第四节　妇幼卫生服务实践之三：
儿童常见感染性疾病防控

案例：乡村里的儿保医生

10 月下旬的一天，云南山区某县村卫生室，7 个月的女孩李璐璐因为拉肚子被妈妈带到村卫生室看病。璐璐妈妈告诉村医李大夫："璐璐拉肚子已经 4 天，每天要 10 次左右，像蛋花汤样。李大夫问道"大便里有没有血？能吃奶吗？有呕吐吗？"璐璐妈妈："大便里没有血，今天只吃了几口奶，头 3 天吐，今天也吐不出来了。李大夫，璐璐这是怎么了？光拉不吃，都瘦了！"李大夫检查发现璐璐眼窝凹陷、喝水很差、捏起腹部皮肤恢复原状非常缓慢。李大夫按照《儿童疾病综合管理》规程，将璐璐的病情分类为腹泻重度脱水。告诉璐璐妈妈"你家璐璐脱水很严重，应该立即转诊到乡卫生院进行补液治疗，我现在就给你冲配好 ORS 口服液，去医院的路上一点儿一点儿喂给她喝，尽量让她多喝。"李大夫写好转诊单交给璐璐奶奶，一家人赶紧搭车赶往乡卫生院。在乡医院经过输液等治疗 2 天后，璐璐小朋友恢复了健康。

即使在最偏远的中国农村地区，每天也都会有经过技术培训的医务人员为璐璐这样的儿童提供基本的常见病诊治。基本公共卫生服务项目的开展和扩展，保障了儿童能享受到基本的医疗保健服务，减少儿童常见病的发生。

一、儿童急性呼吸道感染和腹泻流行现状

急性呼吸道感染和腹泻是我国 5 岁以下儿童患病率最高的感染性疾病。2013 年第五次中国卫生服务调查结果发现,5 岁以下儿童两周患病率为 10.6%,城市和农村分别为 11.5% 和 9.9%。急性呼吸道感染的两周患病率为 8.6%,其中 1～<2 岁组最高,为 10.0%,城市和农村相近,分别为 10.0% 和 10.1%。因此,无论城市还是农村,都应将 1～<2 岁儿童作为急性呼吸道疾病预防控制的重点人群。5 岁以下儿童腹泻的两周患病率为 0.6%,农村稍高于城市(表 4-2)。

表 4-2　调查地区 5 岁以下儿童两周急性呼吸道疾病及腹泻患病率(%)

| 病种 | 年龄 | 合计 | 城市 | | | | 农村 | | | |
			小计	东部	中部	西部	小计	东部	中部	西部
急性呼吸道疾病	5 岁以下	8.6	9.7	7.8	8.2	12.5	7.9	10.5	8.1	5.5
	0～<1 岁	7.2	6.8	4.5	6.5	9.1	7.5	7.1	8.4	7.2
	1～<2 岁	10.0	10.0	7.8	9.6	12.0	10.1	14.6	10.5	5.9
	2～<3 岁	9.3	11.7	10.3	8.4	15.8	7.7	11.3	6.9	5.7
	3～<4 岁	9.3	11.9	9.2	10.9	14.9	7.5	9.8	8.0	5.3
	4～<5 岁	7.0	8.0	7.7	5.4	10.9	6.3	9.1	6.7	3.6
腹泻	5 岁以下	0.6	0.5	0.7	0.3	0.7	0.6	0.6	0.6	0.7

数据来源:第五次国家卫生服务调查分析报告

二、中国儿童常见感染性疾病防治措施

(一)儿童急性呼吸道感染和腹泻的防治

肺炎是儿童期的常见疾病,1986 年卫生部发布了"小儿肺炎防治方案"。各地先后组织了科研协作组,加强基层卫生人员的培训,向群众进行防病知识的宣传,以减少儿童肺炎的发病率和死亡率。20 世纪 90 年代初,卫生部与世界卫生组织(WHO)建立了"儿童急性呼吸道感染"合作项目,推广应用标准病例管理和临床管理,开展了大量的人员培训、健康教育和监测活动。儿童腹泻病防治工作自 20 世纪 80 年代开始,推广应用 WHO 推荐的口服补液疗法治疗儿童腹泻病,分别举办了"腹泻病讲习班"和"腹泻病控制计划和管理讲习班",成立了"全国腹泻病防治协助组",召开全国腹泻防治学术会议。并会同有关部门研究生产了口服补液盐。

1998 年在 WHO 和 UNICEF 的技术和经费的支持下,中国建立"儿童疾病

综合管理（IMCI）"合作项目，经历了项目引进、早期实施和扩展三个阶段。卫生部每年投入经费 100 万元用于该项目培训、教材改编及印刷、监督指导等项目工作。经过几年的实施，到 2003 年，项目已扩展至 11 个省的 46 个县。通过项目实施，项目地区的婴儿和 5 岁以下儿童的发病率和死亡率有了明显下降，5 岁以下儿童死亡率从 2003 年的 17.12‰ 下降至 2007 年的 11.46‰，新生儿死亡率从 2003 年的 11.89‰，下降至 2007 年的 6.85‰；卫生机构的基本设施、药物供应、对基层人员的督导能力也有了明显提高。卫生部已将儿童疾病综合管理技术规程纳入《2009 年农村卫生人员培训大纲》和《2014 年贫困地区基层医疗保健人员培训项目》中，各地高度重视基层儿科医疗和儿童保健工作，将推广儿童疾病综合管理作为推进儿童卫生工作的重要措施，结合基层医疗卫生服务体系建设，加强人员培训，切实提高农村地区儿童卫生服务能力，不断改善儿童健康状况。

（二）免疫规划

中国的预防接种工作大致经历了计划免疫初期（1950—1977 年）、计划免疫时期（1978—2000 年）和免疫规划时期（2001 年至今）三个发展阶段。

中华人民共和国成立伊始，就开始实施以季节性接种为主的预防接种工作，1950 年 10 月 7 日，政务院发出《关于发动秋季种痘运动的指示》，要求在全国施行免费接种牛痘疫苗；同年 10 月 12 日，卫生部发布《种痘暂行办法》，要求婴儿 6 月龄接种牛痘苗，并于 6 岁、12 岁和 18 岁时复种 1 次。1949—1952 年全国种痘 5 亿多人次，大部分地区的种痘率都在 90% 以上，天花发病人数大幅度下降，由 1950 年的 43 286 例下降到 1954 年的 847 例，并于 1961 年在全国消灭了天花。1979 年 12 月 9 日，WHO 全球委员会签署文件，证实天花已经消灭。中国消灭天花比全球提前 18 年。

1963 年卫生部首次颁发了《预防接种实施办法》，一些地区开始从不定期接种逐步改变为有计划地预防接种。1978 年，卫生部提出了适合中国国情的计划免疫的概念，即根据疫情监测和人群免疫状况分析，按照规定的免疫程序，有计划地利用疫苗进行预防接种，以提高人群的免疫水平，达到控制乃至消灭传染病的目的。从此中国的预防接种工作进入迅猛发展的儿童计划免疫时期。

1978 年和 1980 年卫生部相继下发了《关于加强计划免疫工作的通知》和《预防接种工作实施办法》，接着于 1982 年 10 月召开了首次全国计划免疫工作会议，成立了卫生部医学科学委员会计划免疫专题委员会和六个区域性协作委员会，颁发了《全国计划免疫工作条例》《1982—1990 年全国计划免疫工作规划》

和《计划免疫工作考核办法》，统一了全国的儿童免疫程序，明确了计划免疫工作的概念、内容、指标和方向。

1985年中国在联合国有关文件上签字对普及儿童免疫目标做出了承诺，提出在"七五"期间分两步实现目标。为了加强计划免疫工作领导，1986年经国务院批准，成立了由卫生部、国家教育委员会、全国妇联、广播电影电视部、对外经济贸易部、国家民族事务委员会等部门负责人参加的全国计划免疫工作协调小组，并确定每年4月25日为全国"儿童预防接种宣传日"。此后，中国的计划免疫工作进入了一个新的发展阶段，通过实行常规免疫、强化免疫、应急免疫等相结合的免疫服务形式，提高了疫苗接种率。通过将乙肝疫苗、脑膜炎球菌（以下简称流脑）疫苗、流行性乙型脑炎（以下简称乙脑）疫苗、麻疹-腮腺炎-风疹（以下简称麻腮风）联合疫苗、甲型病毒性肝炎（以下简称甲肝）疫苗等安全、有效的疫苗纳入免疫服务的范围，扩大了接种疫苗的种类。

免疫规划阶段是巩固成绩、扩大内容、提高质量，保证预防接种工作可持续发展的时期。2001年12月，经国务院批准，乙肝疫苗纳入儿童计划免疫；2004年12月1日修订的《传染病防治法》开始实施。其中第十五条规定，"国家实行有计划的预防接种制度"。"国家对儿童实行预防接种证制度"。

2005年3月24日，国务院发布《疫苗流通和预防接种管理条例》，要求"医疗机构、疾病预防控制机构与儿童的监护人应当相互配合，保证儿童及时接受预防接种"。2007年，经国务院批准，实施扩大国家免疫规划，将乙脑疫苗、流脑疫苗、甲肝疫苗、麻腮风疫苗、无细胞百白破疫苗纳入儿童常规接种，原由省级财政支付的免疫规划疫苗和注射器购置费用改由中央财政支出，这在中国免疫规划史上具有里程碑意义。2012年底，中央财政投入2.8亿集中装备了免疫规划实验室设备，进一步提高了实验室检测能力。2016年4月，国务院修订的《疫苗流通和预防接种管理条例》公布实施，规范了中国疫苗流通和预防接种管理，规范了第二类疫苗采购，减少了流通环节；2016年12月，国家卫生计生委印发《国家免疫规划儿童免疫程序及说明（2016年版）》和《预防接种工作规范（2016年版）》，以配合《疫苗流通和预防接种管理条例》的贯彻实施。免疫规划对提高中国居民健康水平、生命质量和期望寿命都做出了重要贡献。

国家免疫规划是指按照国家或者省、自治区、直辖市确定的疫苗品种、免疫程序或者接种方案，在人群中有计划地进行预防接种，以预防和控制针对传染病的发生和流行。依疫苗接种费用的支付途径，将疫苗分为第一类疫苗（政府免费向公民提供，公民应当依照政府的规定接种的疫苗）和第二类疫苗（指由公民自费并且自愿接种的其他疫苗），第一类疫苗和第二类疫苗的划分是相对的，它们在预防和控制针对传染病上具有同样的作用。因此，在做好第一类疫苗的同时，鼓励易感人群接种安全、有效的第二类疫苗，也是国家免疫规划的重要任务。

三、中国儿童常见疾病防治工作成效

1978 年实施儿童计划免疫以来，中国脊灰疫苗、卡介苗、百日咳 - 白喉 - 破伤风（百白破）联合疫苗、麻疹疫苗接种率不断上升，于 1988 年、1990 年以省、县为单位的儿童免疫接种率达到 85%，实现了普及儿童免疫的目标。1996 年 3 月，经卫生部、联合国儿童基金会、世界卫生组织联合评审，中国实现了以乡为单位儿童免疫接种率达到 85% 的目标。据估算，1978—2007 年通过普及儿童免疫，减少脊灰、结核病、百日咳、白喉、破伤风、麻疹等疾病发病 3 亿多人，减少死亡 400 万人。2000 年，包括中国在内的世界卫生组织西太平洋区实现了无脊灰目标。2006 年后中国连续 13 年无白喉病例报告。5 岁以下儿童乙肝病毒表面抗原携带率从 1992 年的 9.7% 下降至 2014 年的 0.3%，降幅达 96.7%；2018 年麻疹发病率降到 0.28/10 万以下，发病数不到 4 000 例；2018 年全国流脑发病数仅 104 例，均降到历史最低水平[3]。

经过几十年的努力，免疫规划服务网络不断完善，合理设置了 21 万个预防接种单位，探索出符合实际情况的免疫规划服务模式。管理的手段更加先进，管理能力不断提升，工作流程、技术操作不断规范。很多地方建立了温馨的数字化预防接种门诊，预防接种信息省内共享，预防接种过程全程视频记录，疫苗管理全流程的温湿度监控。全国免疫规划疫苗接种率保持在较高水平，2011 年中国扩大国家免疫规划疫苗（第一类疫苗）接种率调查分析结果显示，3 剂口服脊髓灰质炎减毒活疫苗（OPV3）、卡介苗、3 剂白喉 - 百日咳 - 破伤风联合疫苗（DPT3）、1 剂含麻疹成分疫苗（MCV1）（以上简称四苗）、3 剂乙肝疫苗（HepB3）（以上简称五苗）的全程免疫接种率分别为 99.7%、99.4%、99.4% 和 99.5%，四苗和五苗的全程接种率分别为 98.8% 和 98.8%。新增国家免疫规划疫苗 A 群脑膜炎球菌多糖疫苗第 1 剂（MPV-A1）、甲型肝炎疫苗（HepA）、流行性乙型脑炎疫苗第 1 剂（JEV1）免疫接种率均 >90%，第 2 剂 JEV（JEV2）免疫接种率 89.5%。中国二类疫苗预防接种服务也较为普遍，2011 年调查显示，中国有 61.4% 1～2 岁儿童接种过水痘等第二类疫苗，其中水痘减毒活疫苗、b 型流感嗜血杆菌、口服轮状病毒、7 价肺炎结合疫苗的接种率分别为 46.9%、45.3%、23.7% 和 9.91%。

接种替代免疫规划的乙型肝炎疫苗、脊髓灰质炎灭活疫苗、无细胞百日咳 - 白喉 - 破伤风联合疫苗、麻疹 - 流行性腮腺炎 - 风疹联合减毒活疫苗、A+C 群脑膜炎球菌多糖结合疫苗、流行性乙型脑炎灭活疫苗、甲型肝炎灭活疫苗等第二类疫苗的比例，分别为 0.7%、0.5%、7.7%、2.3%、5.7%、2.3% 和 11.7%。

第五节　中国妇幼卫生服务实践之四：促进住院分娩

案例：帮助贫困孕产妇住院分娩

2009 年 6 月 2 日上午 8 时 30，四川省旺苍县妇幼保健院基层保健科长，接到檬子乡卫生院电话报告：店坪村王坪社有一位高危孕妇，近期反复阴道出血，根据家属提供病史及孕期相关检查资料推算已足月。之前乡卫生院和县妇幼保健人员曾多次上门服务、宣教、检查，动员其住院分娩，孕妇因家庭贫困，无钱住院分娩，准备在家分娩。

县妇幼保健院的妇保科医生立即向院领导进行汇报，院领导当即指示：立刻派专车，由产科医生和护士携带急救药品和急救设备器材进行上门服务，确保母婴安全。孕妇家住在半山腰，山高坡陡，道路崎岖，医务人员手脚并用，步行了 50 多分钟，以最快的速度于上午 11：20 分赶到了孕妇家中。

医生在对孕妇进行常规检查时，发现其面色苍白，呼吸急促，全身浮肿，呈中度贫血貌，有少量阴道出血，综合评估为高危孕妇。

由于其居住环境及经济条件极差，在家中分娩风险极高，医务人员反复说服动员其住院分娩，家属含泪回答了一句："我没钱，生活都很困难，贷了几次款都没贷到，我们住不起医院，听说政府有啥子项目能给像我们这种穷人家减免住院费，但总觉得没那么好的事情，所以只能在家生孩子了。"

见此情况，医务人员耐心地向孕妇及其家属讲解在家分娩的危险性，以及国家对农村住院分娩的减免政策，同时将孕妇家庭情况马上报告了医院领导，领导了解情况后当即指示：家属只带上生活用品及胎儿出生用品就可以先行住院，费用缓缴。在征得孕妇及家属同意后，该高危孕妇终于被安全送往县妇幼保健院住院。

为保障母子平安，医院开通了急救绿色通道，由医务人员帮助办理了各项免费检查、入院等手续。入院检查结果显示中度贫血、前置胎盘合并羊水过少，孕妇及胎儿随时都有生命危险。旺苍县妇幼保健院先行垫付用血费用，急诊合血,输注同型红细胞悬液 4U,迅速纠正贫血和胎儿缺氧,对症治疗,严密监测孕妇及胎儿生命指标,积极做好手术前的充分准备。次日,在产科、儿科、麻醉科医务人员共同协作下,实施剖宫产手术,顺利取出一名女婴,产后母女情况良好,住院 6 天后顺利出院。考虑到产妇家庭极为贫困,旺苍县妇幼保健院通过项目经费减免了产妇的全部住院费用。

在 2000 年以来的 10 余年中,中国农村随时都能见到这样因贫困而得到救助实行住院分娩的例子,这是中国实施"降消"项目和农村孕产妇住院分娩补助项目所取得的成果。

截至 2015 年,全国住院分娩率已到达 99.6%,农村孕产妇住院分娩率已经由 2000 年的 67.3% 提高到 2015 年的 99.5%。回顾促进住院分娩的艰辛历程,有许多可持续发展的措施,也总结出许多可借鉴的经验。

一、项目促进住院分娩

20 世纪初期,由国务院妇女儿童工作委员会牵头制定的《中国儿童发展纲要(2001—2010 年)》和《中国妇女发展纲要(2001—2010 年)》提出:以 2000 年为基数,到 2010 年,将中国的孕产妇死亡率降低 1/4、婴儿死亡率降低 1/5。中国政府经过充分评估,认为孕产妇死亡和新生儿破伤风是当时危害中国妇女儿童健康的主要因素,但可通过住院分娩这一措施来降低孕产妇死亡率和减少新生儿破伤风的发病率。继而,卫生部、财政部和国务院妇女儿童工作委员会决定在中国西部 12 个省(自治区、直辖市)的 378 个县开始实施"降消"项目。在 2005 年至 2009 年期间,项目已经覆盖至全国 22 个省(自治区、直辖市)和新疆生产建设兵团的所有县区。采用项目资金,在部分地区实施了农村孕产妇住院分娩免费试点工作,让农村孕产妇切实得到了实惠。至 2010 年,中国孕产妇住院分娩率已达到 97.8%,孕产妇死亡率已下降至 30.0/10 万,实现了《中国妇女发展纲要(2001—2010 年)》的目标,为实现联合国千年发展目标奠定了坚实的基础。

二、健康教育,提高住院分娩意识

中国地域广阔,人口众多,经济、文化发展不平衡。特别在中部、西部经济落后地区及民族地区受传统观念及多种因素的影响,长期以来固守着在家分娩的习俗。健康教育作为一个提高民众健康意识,树立健康行为的重要手段,一直是促进住院分娩的措施之一。

（一）广泛社会动员，营造住院分娩氛围

各地充分发挥妇联、卫生、教育、宣传等部门的作用，组织开展了富有民族地域特色的安全分娩健康行活动，广泛宣传家庭分娩的危险性和国家住院分娩补助政策，营造住院分娩氛围；各乡镇和各村社也充分发挥乡、村干部在当地的影响力，广泛宣传住院分娩。在彝族、藏族等民族聚居区，宗教人士和族人在影响人们的思想和行为中起到至关重要的作用，让他们先转变家庭分娩的观念，再通过宗教人士和族人的言行影响民族地区广大孕妇及家庭，收到了较好的效果。

（二）开发健教产品，适应群众需求

广大医务人员编印、制作宣传住院分娩好的专题板报、光盘、广播稿、小品等，通过农村聚会、赶集等人群集中的时机，开展大型宣传。开发一些日常生活用品的健康教育产品，如印制住院分娩的台历、年画、手提袋、伞、扑克等，将促进住院分娩的健康教育融入孕妇及家庭生活中，强化住院分娩意识。在民族地区开发了简明扼要、图文并茂、通俗易懂的彝汉、藏汉等多民族促进住院分娩的健康教育宣传资料，提高文字资料的可读性和适用性。

（三）利用孕妇学校，深化住院分娩教育

孕妇学校是中国孕期保健过程中进行健康教育的一种形式。"降消"项目期间就要求承担住院分娩的各级医疗保健机构都要设置孕妇学校，通过孕妇学校对孕妇及家属反复进行相关知识的强化，让孕妇及家属在孕期就牢牢树立住院分娩的观念，有力地促进了住院分娩工作。

三、关注边远地区孕产妇住院分娩

中国中西部的民族地区和边远地区往往地广人稀，居住分散，山高路远，护送孕妇住院时单靠家庭的力量是远远不够的。"降消"项目期间，尝试了因地制宜建立住院分娩护送队伍，及时护送孕产妇到乡镇卫生院或县级医院的措施。护送队以村为单位，人员由村长、村妇女主任、村医和本村的热心青年组成，通过广播、通知等形式告知全村老百姓。护送队伍成员之间建立有固定的联系方式，遇到紧急情况时随喊随到，所有护送队成员都接受了简单的培训。对不通公路的地区，购置担架等基本的运送工具，在一些边远山区，还成立了担架队、背篓队、孕妇马帮队等住院分娩护送队。住院分娩护送队的建立，有效地解决了孕妇住院分娩的交通难题（图4-7）。与此同时，为确保孕妇放心去住院分娩，村长或妇女主任协调解决住院分娩孕妇家中人员、牲口、农作物的照顾问题。

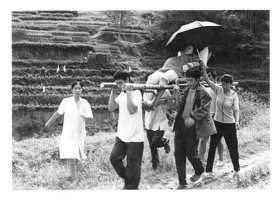

图 4-7　项目地区护送队用自制担架送孕妇住院分娩

四、重点支持贫困孕产妇

以提高住院分娩率为核心，以帮助贫困孕产妇住院分娩、保健服务以及严重产科并发症救治补助为重点问题，根据贫困救助实施意见及管理办法，"降消"以及免费住院分娩项目，都有效利用了救助资金。主要做法包括：

确定救助标准。各项目县根据项目救助资金数额，结合当地经济水平确定救助标准。救助内容是对孕期检查、住院分娩和产后系统保健服务所产生的费用给予一次性限额补助。

规范住院收费。助产服务机构采取限价分娩、合理用药、免费接送等措施，让孕产妇切实得到实惠。各项目县还结合当地经济发展状况和生活水平，制定住院分娩的限价收费和合理用药的相关文件，对各级医疗保健机构提出了顺产和剖宫产进行最高限价，并进行张榜公布接受群众监督。

医保救助结合，提高报销比例。对所有住院分娩的农村孕产妇给予补助，并纳入农村新型合作医疗报销范畴，基本做到了免费正常分娩，对高危孕妇住院分娩和产科并发症抢救的产妇另外给予一定数量的补助。

五、提升助产机构服务能力

（一）充分发挥驻县专家的作用

针对助产技术力量薄弱的边远、经济落后地区，专家驻县活动可以有效提升住院分娩技术服务，这是"降消"项目的重要贡献。驻县专家的组成是以省为单位统筹安排具有高级职称的专家，派驻蹲点，开展对口支援。采取传、帮、带的方法，培训当地的县、乡、村卫生人员和妇幼保健人员，以提高产科服务和高危抢救能力，规范产科操作流程。"降消"项目期间，还制定了驻县专家手册，通过专家驻县活动的开展，有力地提升了项目地区的产科医务人员技术水平。

（二）培训专业队伍

规范人员培训，提高技术水平是"降消"项目的重要内容（图4-8和图4-9）。从国家层面编制了适宜技术培训教程，成立技术指导专家组，负责培训和技术指导。同时，对进修培训进行了规范管理，制定助产人员进修管理方案、培训大纲、进修标准等规范性要求，严格进修基地和进修人员的管理，确保人员进修质量。

制定技术标准，加大管理力度。组织专家制定辖区的助产服务机构基本条件、产科质量控制标准等技术文件并进行逐级培训，同时开展母婴保健技术服务专项执法检查，对从事母婴保健技术服务中的违法行为进了严厉查处，以确保妇女儿童的生命安全。

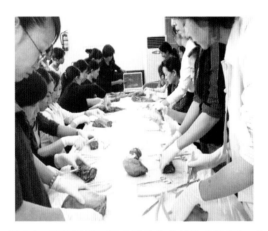

图4-8　项目地区开展产科生命支持技术培训（一）

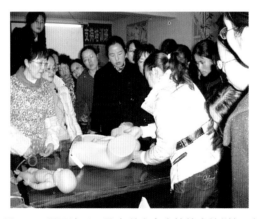

图4-9　项目地区开展产科生命支持技术培训（二）

六、建立危重孕产妇急救中心

以县为单位建立产科急救中心,承担辖区危重孕产妇的救治工作。采取卫生行政部门牵头,成立领导小组和技术专家组;专业技术骨干组成急救队伍;制定管理制度、转运急救制度;配置救护车、呼吸机等急救设备;向辖区医疗保健机构和社会公布孕产妇急救电话等措施。还通过建立救治基金,避免危重孕产妇家庭因经济原因放弃治疗导致死亡的情况发生。至 2010 年,全国 2 233 个"降消"项目县全部建立了至少 1 个县级产科急救中心,2001—2010 年,各产科急救中心共接受转诊孕产妇 220.3 万例,抢救孕产妇 63.4 万例,抢救成功率为95.2%。

七、提高妇幼保健机构能力

通过"降消"项目的引领和政府对妇幼保健机构投入力度的加大,各级妇幼保健机构的服务能力上了一个台阶。全国各级妇幼保健机构从业务用房建设、设备配置、人才引进到门诊、住院服务提供能力都呈现大幅度增长的势头,极大地满足了辖区妇女儿童的健康需求。

八、加强项目督导

由国家卫生部牵头,将住院分娩、孕产妇救治等纳入考核指标。从组织管理、经费管理、贫困救助、人员培训、产科急救中心建设、信息等多方面对各地区住院分娩服务进行监督指导。通过逐级督导,确保住院分娩政策落实,服务到位。

第六节　中国妇幼卫生服务实践之五: 预防艾滋病、梅毒和乙肝母婴传播

案例:阿莲分娩了一个健康的宝宝

26 岁的阿莲,婚后半年,欣喜地发现自己怀孕了。在她怀孕 3 个月时到当地的妇幼保健院进行产前检查,在接受了多项检查后,她被告知感染了艾滋病病毒。而这样的检查结果犹如晴天霹雳,使阿莲陷入了极度恐慌中,不仅担心她自己的健康,更害怕影响到孩子。

医生反复开导和告知后，阿莲了解到，如果采取预防母婴传播措施，有很大概率可以生下一个健康宝宝。阿莲的情绪逐渐平复，为了孩子和自己的健康，她决定及早接受治疗。在妇幼保健院医生指导下，她开始服用抗病毒药物，尽管用药后感觉有些不舒服，但一想到对孩子有利，她坚定信心一直坚持。

服药期间，阿莲满怀爱意和希望，在日记中写道"也许你（宝宝）听到了妈妈的呼唤，也许你感受到了妈妈那么爱你，你终于来了，妈妈真的好高兴，不知不觉你在妈妈的肚子里已经6个月了，虽然妈妈还不知道你是男是女，但妈妈都会给你全部的爱，为了你，妈妈会按时吃药，好好保重身体，好好地活着，妈妈最大的心愿就是你身体健康，你一定要健康啊！"

终于，在孕40周时，阿莲顺利产下一个3公斤重的男孩。更让阿莲夫妇感到欣慰的是，孩子经过多次筛查，没有检测到艾滋病病毒，说明没有被感染，他们心里悬着的大石头终于落地了。

阿莲的故事几乎每天都在中国上演，每年有数千名女性通过 HIV 的筛查而及时发现 HIV 感染，也有上千的准妈妈们因为预防艾滋病母婴传播的有效措施幸福地做了母亲，收获了健康的宝贝。

一、中国预防艾滋病、梅毒和乙肝母婴传播的现状与进展（图4-10）

2001 年，在联合国儿童基金会的支持下，中国在河南省上蔡县启动了预防艾滋病母婴传播试点工作。2004 年始，在中央财政持下，预防艾滋病母婴传播

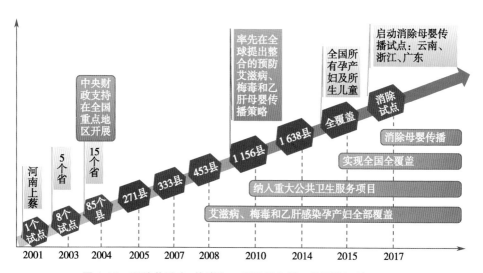

图 4-10　预防艾滋病、梅毒和乙肝母婴传播工作覆盖面扩展历程

工作在试点地区的 85 个县开展。此后，随着工作经验的积累和预防母婴传播成效的初步显现，中央财政持续增加投入，工作覆盖面也逐步扩展。2008 年起全国感染孕产妇及所生儿童能够免费获得预防母婴传播综合干预措施。2010 年，预防母婴传播工作被纳入重大公共卫生服务项目，免费筛查覆盖面扩展至 1 156 个县（市、区），并率先在全球提出整合的预防艾滋病、梅毒和乙肝母婴传播策略，预防母婴传播工作扩大到艾滋病、梅毒和乙肝三种疾病。

二、主要干预措施

（一）健康教育及健康促进

在中国，各级卫生计生部门与当地的妇联、民政、公安、宣传等相关部门密切合作，利用广播、电视、板报等各种形式，开展了形式多样的健康教育活动和知识宣传，使更多的老百姓了解了预防艾滋病、梅毒和乙肝母婴传播的知识。

各级医疗卫生机构结合婚前、孕前、孕产期等常规医疗保健服务环节，开展预防母婴传播的健康教育和咨询指导，提高育龄妇女及其家庭，特别是孕产妇对预防母婴传播的认知，促进了健康行为。

（二）及早发现感染孕产妇

当前，全国各级医疗卫生机构对孕产妇在初次产前检查时，就主动提供艾滋病、梅毒和乙肝的检测与咨询，并告知预防母婴传播及相关检测的信息。

HIV 初筛检测后，依据检测结果，提供有针对性的检测后咨询和指导。HIV 初筛阳性者，需要在相关部门进一步检测，以确认感染状态。

梅毒初筛检测，可以采用非梅毒螺旋体抗原血清学试验或梅毒螺旋体抗原血清学试验任意一种方法，对筛查结果阳性者，用另一类试验进行复检，以确定其是否为梅毒感染。

对乙肝病毒表面抗原检测者，提供乙肝病毒病原体血清学（乙肝两对半）检测。

对于孕期未接受任何检测，临产时才寻求助产服务的孕产妇，要立即采用快速检测方法，尽早明确是否感染。对可疑 HIV 感染产妇及其所生儿童，在知情同意后进行抗病毒治疗。对梅毒感染以及乙肝感染产妇也要及时采取治疗措施。

（三）为感染孕产妇提供保健与安全助产

国家预防母婴传播工作方案要求，对于感染孕产妇，要遵循保密原则，实行首诊医生负责制，纳入高危管理。提供常规孕产期保健，进行安全性行为指导、监测感染症状和体征,给予营养支持、心理支持,做好性伴告知与检测等服务。

给予感染孕产妇安全助产服务,提倡自然分娩,明确感染不是剖宫产的指征。实施普遍性防护措施,减少分娩过程中疾病的传播。

制订适宜的生育计划,落实避孕措施、促进安全套使用,减少非意愿妊娠和疾病传播。为感染孕产妇所生儿童提供常规保健与随访服务,强化生长发育监测、喂养指导、疾病综合管理、感染症状和体征监测等服务。

(四)预防艾滋病母婴传播干预服务

在中国,抗病毒治疗是预防艾滋病母婴传播的重要措施之一。2015年版国家工作实施方案规定,医疗机构一旦发现艾滋病感染孕产妇,无论其 CD4$^+$T 淋巴细胞计数水平和病毒载量如何,都要及时为其提供免费的三联抗病毒药物治疗,即齐多夫定(AZT)+拉米夫定(3TC)+洛匹那韦/利托那韦(LPV/r)。在用药期间,要定期为她们提供感染状况及用药情况监测的服务。

婴儿在出生后也要尽早服用抗病毒药物,可以任意选择一种药物,即 NVP 或 AZT。在及时提供免费抗病毒用药的同时,给予了科学的婴儿喂养指导。儿童于出生后6周和3个月时,分别采集血标本,进行婴儿艾滋病感染早期诊断。

三、预防梅毒母婴传播干预服务

对于梅毒感染孕产妇,若在孕早期发现,医疗卫生机构则在孕早期及孕晚期进行规范的青霉素治疗;对孕中、晚期以及临产发现的梅毒感染孕产妇,也会及时给予治疗。在治疗过程中定期进行随访和疗效评价,对复发或再感染者追加治疗。

所生儿童出生时即接受梅毒感染相关检测,及时发现先天梅毒患儿。根据需要,为所生儿童进行预防性青霉素治疗。对出生时明确诊断的先天梅毒患儿及时给予规范治疗,并上报先天梅毒感染信息;对出生时不能明确诊断先天梅毒的儿童,开展定期检测和随访,以及时诊断或排除先天梅毒感染。

四、预防乙肝母婴传播干预服务

对于乙肝感染孕产妇,各级医疗卫生机构为其提供必要的实验室检测和辅助检查,密切监测肝脏功能情况,给予专科指导。必要时给予转介服务。

所有乙肝病毒表面抗原阳性孕产妇所生新生儿,均为其在出生后24小时内(建议在12小时内)免费注射乙肝免疫球蛋白100国际单位,同时接种乙肝疫苗第一剂。随后继续分别完成1、6月龄的乙肝疫苗接种。

五、中国预防艾滋病、梅毒和乙肝母婴传播实施成效

（一）综合干预措施全面落实，各项服务指标逐年改善

从 2005 年到 2017 年，艾滋病感染孕产妇抗病毒用药率从 64.6% 提高到 89.6%，艾滋病感染孕产妇所生儿童抗病毒用药率从 77.2% 提高到 96.5%，艾滋病感染孕产妇住院分娩率从 93.7% 提高到 98.2%，所生儿童 6 月龄内的人工喂养比例从 87.3% 提高到 97.9%。从 2011 年到 2017 年，梅毒感染孕产妇治疗率从 48.0% 提高到 80.0%，部分省份治疗率已达到 85% 以上。在乙肝感染孕产妇所生儿童中，乙肝免疫球蛋白接种率持续维持在较高水平，2017 年乙肝免疫球蛋白注射率为 99.7%。

（二）母婴传播率持续降低，儿童新发感染逐年减少

有效减少儿童新发艾滋病、梅毒和乙肝感染是中国预防艾滋病、梅毒和乙肝母婴传播工作取得的最直接、最显著的成效，为中国乃至全球实现"消除儿童感染艾滋病、消除先天梅毒"的目标做出了重要贡献。中国的艾滋病母婴传播率从开展预防母婴传播工作前的 34.8% 降至 2017 年的 5.5%（图 4-11）。据估计，仅 2017 年，中国通过预防母婴传播工作的开展，避免了约 1 520 名儿童因母婴传播而感染艾滋病。同时，中国每年新报告的艾滋病病毒携带者和艾滋病患者病例中，经由母婴传播途径而感染的比例由 2005 年的 1.6% 下降至 2017 年的 0.4%，下降幅度达 75%。

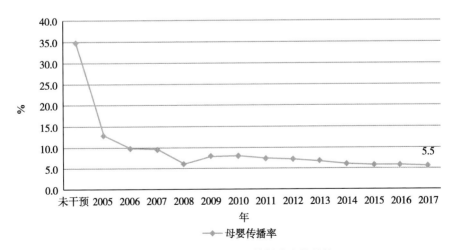

图 4-11　中国艾滋病母婴传播率变化趋势

随着 2010 年预防艾滋病、梅毒和乙肝母婴传播工作的整合开展，孕产妇梅毒检测率和梅毒感染孕产妇治疗率迅速提高，先天梅毒报告病例数近年呈持续下降趋势。2017 年，先天梅毒报告病例数为 3 846 例，报告发病率为 21.9/10 万活产，比 2011 年下降了 76.1%（图 4-12）。

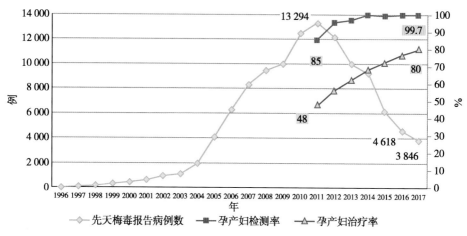

图 4-12　中国预防梅毒母婴传播服务指标与先天梅毒病例报告变化趋势

2010 年起，中国整合开展预防乙肝母婴传播工作，在原有规范接种乙肝疫苗的基础上，所有乙肝感染孕产妇所生儿童在出生后 24 小时内免费接受乙肝免疫球蛋白注射。2014 年全国乙肝流行病学调查结果显示，中国 1～4 岁儿童乙肝表面抗原携带率已从 2006 年的 0.96% 降低至 2014 年的 0.32%，下降幅度达 66%。

六、中国预防艾滋病、梅毒和乙肝母婴传播挑战与展望

十余年的不懈努力与探索实践，中国政府依托妇幼健康服务体系，整合提供预防艾滋病、梅毒和乙肝母婴传播服务的经验，为其他国家提供了可借鉴、可实践的模板。然而，中国预防母婴传播工作仍然面临诸多困难和挑战，包括：严峻的疫情防控局势、地区间的工作不平衡、人口流动带来的管理与服务的挑战，造成了现阶段我国距离国际"消除"艾滋病儿童感染及先天梅毒目标仍存在一定的差距。我们还需要进一步完善预防母婴传播工作网络，提高基层服务能力，促进预防母婴传播服务公平性，提高服务可及性和可获得性。

预防艾滋病、梅毒和乙肝母婴传播工作是一项功在当代、利在千秋的系统工程。我们希望成千上万的 HIV、梅毒或乙肝感染的女性能够拥有"阿莲"的幸

福,可以生育健康的宝宝,享受做母亲的幸福,使中国所有感染孕产妇所生的孩子远离艾滋病、梅毒和乙肝。

第七节　中国妇幼卫生服务实践之六: 加强危重孕产妇管理和救治

案例:成功抢救前置胎盘大出血产妇

一天上午,某县妇幼保健院产科张主任和平常一样出门诊,突然接到乡卫生院妇幼专干电话,告知要将孕妇小雅转送到妇幼保健院。小雅三年前曾剖宫产分娩了一个孩子,此次妊娠是第二个孩子。她从30周开始,已经多次出现少量无痛性阴道出血,目前孕37周,B超提示前置胎盘。

入院后,张主任为小雅做了进一步详细检查和评估。彩超结果显示,其病情比乡卫生院诊断的更加严重:不仅是中央性前置胎盘,还有胎盘植入的可能。

妇幼保健院迅速调动包括妇科、产科、麻醉科、输血科、护理部等成员在内的急救专家组,进行会诊,探讨治疗方案,决定在充分备血的情况下择期行剖宫产术,并做好应急预案。

医务人员开展了与死神争分夺秒的较量。剖宫产手术10分钟后,一个健康的宝宝被张主任顺利取出。就在胎儿脱离母体子宫的一刹那,鲜血忽然喷涌而出,凶险情况比术前预料的还要惊险。张主任发现,产妇部分胎盘紧密粘连在子宫后壁,没有界限难以剥离。院内抢救小组立即启动,在进行了迅速输血、加强宫缩及以应用各种止血措施后,出血仍未能止住,而此时产妇已经失血3 000ml。为了挽救产妇生命,经抢救小组讨论,决定进行子宫切除术。术后,小雅迅速被送入重症监护室,3天后脱离生命危险平安转回产科普通病房继续观察与治疗。在各项生命体征平稳、实验室指标正常后康复出院。

望着小雅出院时抱着孩子的如花笑颜,张主任的思绪飞到了6年前一例孕产妇死亡病例的回忆中。同样的病情,同样的抢救人员,因缺乏对术中大出血的应急预案、救治决策不果断、止血技能不娴熟等多种原因,导致了救治延误没能阻止死亡的发生。她也十分清楚,今天的抢救成功,得益于该院近6年来孕产妇危重症评审开展的结果。6年前在院领导支持下,张主任从本院的孕产妇危重症评审开始,推广至全县的助产机构。目前,全县高危管理水平明显提高,孕产妇危重症发生率大大降低,6年来,没有出现一例可避免的孕产妇死亡。

一、常规开展高危妊娠筛查和管理

早在卫生部1987年发布的《全国城市围产保健管理办法(试行)》和1989年发布的《农村孕产妇系统保健管理办法(试行)》中就对高危妊娠筛查和管理提出了具体要求。目前,高危因素筛查已经成为产前检查的主要内容和目的。成为预防危重症的重要措施。来自"降消"项目的经验,即高危评分标准沿用数年,也验证了结合产前检查,进行高危因素筛查的有效性。

2011年发布的《孕产期保健工作规范》和2016年发布的《关于切实做好高龄孕产妇管理服务和临床救治的意见》中,再次明确提出,提供孕产期保健服务的各级各类医疗保健机构,均应对妊娠各期的孕产妇开展风险评估,进行危险因素筛查,发现高危孕产妇及时纳入高危孕产妇管理系统。对高危孕产妇实施专案管理,包括专册登记管理、密切监测随访、预防和治疗妊娠合并症和并发症,已经成为孕产期保健的最重要内容。

二、高危及危重孕产妇逐级转诊

利用妇幼保健服务网络,提供转接诊服务。原国家卫生计生委出台了《新形势下加强妇幼健康服务工作的指导意见》《国家卫生计生委关于切实做好高龄孕产妇管理服务和临床救治的意见》等文件,指导全国和各地完善妇幼保健服务体系,提出对危重孕产妇要重点管理和临床救治。各地进一步加强了危重孕产妇急救转诊体系的建设,明确了乡镇卫生院进行孕期管理、高危筛查,二三级综合医院和妇幼保健院承担了转诊和危重救治的职责。基层医疗机构对本级不能处理的高危孕产妇,应转至上级医疗保健机构作进一步检查和确诊。对转诊的危重孕产妇,转诊前,转诊医疗机构应主动联系接诊医疗机构,并进行转诊前的初步处理。转诊机构要指派具备急救能力的医师护送,携带相关病情资料,准备好转运途中救急物品。各级危重救治中心,应当按照职责分工,接收辖区危重孕产妇的会诊、转诊和救治。建立危重孕产妇会诊、转诊、技术指导等双向协作关系,确保转诊救治网络覆盖全部助产机构。县级以上卫生行政部门要向社会公开辖区危重孕产妇急救、转诊、会诊网络,以及危重孕产妇救治中心名单与联系方式。各地要健全运行管理机制,确保有效衔接和绿色通道畅通。

三、提高危重孕产妇救治能力

加强危重孕产妇救治已经成为中国进一步降低孕产妇死亡的重中之重。特别是近年因生育政策调整,高龄产妇比例增高,发生孕产期合并症、并发症的风险增加。原国家卫计委《关于切实做好高龄孕产妇管理服务和临床救治的意见》中明确要求,省级要建立若干危重孕产妇救治中心,市、县两级均要建立至少1个危重孕产妇救治中心。多年来,各地区依托产科儿科实力和综合救治能力较强的医疗机构,开展辖区危重孕产妇救治中心的建设。各级医疗机构在重症监护、院前急救、急救中心等的建设方面,也考虑到孕产妇危急重症的需求,以加强产科急救能力建设。

四、建立、应用和推广孕产妇危重症评审

为将预防孕产妇死亡的关口前移,减少孕产妇危重症死亡并提高生存质量。2004 年,WHO 在总结法国、贝宁、加纳等国的前期经验的基础上,推荐全球各国开展孕产妇危重症评审,用以加强产科服务质量管理。2005 年至今,国家妇幼中心基于 WHO 提出的孕产妇危重症评审理念和基本框架,在中国建立并推广了孕产妇危重症评审工作。孕产妇危重症评审是继孕产妇死亡评审之后,WHO 提出的一种新的产科服务质量强化措施。

(一)探索制定评审方法

与 WHO 评审方法相比,中国的评审工具删除了不符合国情的评审内容,增加了对中国有实际意义的评审要素如转诊环节、细化了评审内容,更有利于深入挖掘产科医疗服务提供和组织管理中存在的各项问题,既保证不会遗漏重要的评审内容、又避免因过度思维发散而导致评审效率低下,更便于基层医疗机构掌握使用。在孕产妇危重症评审时扩大了评审人员的参与范围,邀请所有参与救治的相关人员及科室参加评审,以最直接的方式,使他们及时获得有针对性的技术指导。最终形成了具有中国特色的评审内容和方法,包括医疗服务(入院、诊断、医疗管理、监测与处理、出院、记录、转诊)和医疗管理(人员、设备、药品、常规/指南、组织管理、病人/家属)13 个环节,73 项评审点。

(二)开展现场试点

2005—2007 年,开展了三级助产机构现场试点。首先,国家 - 省联合专家组赴县级试点地区,为医务人员、管理人员以及卫生行政人员进行孕产妇危重症评审的相关培训;帮助建立孕产妇危重症评审体系,指导成立各级评审专家组。现场指导开展县(区)评审,对发生的孕产妇危重症病例逐一进行评审。县(区)评审后,由国家级、省级专家组抽取已评审的部分病例,对评审结果进行复评,帮助找出县(区)评审中没有发现的问题,帮助试点地区切实掌握评审方法、

提高评审效率，并为试点地区定期开展有针对性的产科技术培训。

在县级试点基础上，又在不同类型的省级和市级医疗保健机构进行了评审试点，进一步完善评审方法，为全国推广奠定基础。

（三）应用与推广开展培训与技术指导

以多种形式将孕产妇危重症评审方法向全国推广。经过县、市、省三级试点应用，孕产妇危重症评审方法臻于成熟，评审工作得到国家卫生健康委的重视以及各地卫生健康委和医疗助产机构的关注。研究组专家到各地开展培训和指导评审工作。国家卫生健康委在加强母婴安全、医疗机构建设等多个相关文件中要求建立孕产妇危重症评审制度，部分省（市）卫生健康委发布要求开展评审工作专项文件。近些年来，国家卫生健康委多次组织开展了全国性省、市、县级专业团队和管理者培训。

五、孕产妇死亡评审纳入常规工作

20 世纪 90 年代以来，WHO 提出了多种提高孕产妇危重症抢救能力的针对性干预措施，如孕产妇死亡评审、孕产妇死亡保密性调查、孕产妇危重症评审等[9]。

孕产妇死亡评审是指通过对每一例死亡孕产妇进行深入的调查，以了解导致死亡发生的独特的医学和社会因素，汇总相关信息，提出具有针对个体或群体的改进措施，避免类似悲剧的再次发生，从而为政府部门或医疗保健机构制定干预决策提供科学依据。早在 20 世纪 90 年代初，原卫生部就制定了孕产妇死亡评审规范，并在 2005 年开始在"降消"项目县试行。2011 年发布的《孕产期保健工作规范》中将孕产妇死亡评审纳入孕产期保健的常规工作。孕产妇死亡评审可在县、地市、省或国家级进行。各级卫生行政部门均成立由各级卫生行政、相关部门领导和多学科专业人员组成的孕产妇死亡专家评审委员。评审的形式主要包括专家组评审、专题学术会以及现场评审。各级卫生行政部门负责死亡评审工作管理，包括确定死亡评审病例、开展孕产妇死亡评审，对评审提出实施改进计划和进行督导评估。各级妇幼保健机构负责对本辖区孕产妇死亡进行监测、报告、分析。目前，孕产妇死亡评审工作已经作为各级妇幼保健院定期开展的常规工作。

六、成效

通过实施高危孕妇筛查和管理、建立高危和危重孕产妇转诊、提高救治能力和开展危重症评审、死亡评审,全国的孕产妇主要死因别死亡率逐年下降。医疗机构救治能力和产科工作质量明显改善。

1989—2015年间,全国孕产妇主要死因别死亡率出现大幅下降,其中以产褥感染和产科出血降幅最为明显(分别下降98.2%和91.0%)。在农村,2000—2015年间,由产科出血导致的农村孕产妇死亡下降了85.7%。

各级医疗保健机构通过开展孕产妇死亡评审和危重症评审,加强了产科管理、改进了服务质量,明显提高医务人员识别和救治水平,危重症患者的院内救治更及时、更有效,缓解了发生产科医疗纠纷的风险。有效地将预防孕产妇死亡的关口前移,对保障母婴安全发挥了积极的促进作用。

第八节　中国妇幼卫生服务实践之七:预防出生缺陷

案例:走向完美之间的道路

过完春节,两小无猜的王芳和李强,终于等到了适婚年龄,准备结束恋爱的长跑,进入婚姻的殿堂。虽然现在国家不再强制婚前体检,但受过高等教育的两位青年选择了自愿婚检。婚检时,两位小青年曾被问及"是否直系亲属和三代以内旁系血亲"的问题,虽是例行询问,他们还是认真地给出否定的回答,因为他们知道国家婚姻法中明确规定这种血亲禁止结婚的。顺利通过婚检后,两人很快登记结婚,并在亲朋好友的祝福下,走进了婚姻殿堂。

为了满足老人尽早抱孙子孙女的愿望,王芳提出怀孕生子的想法。然而李强思想却有包袱,因为他有一位患遗传性疾病的亲戚,是否会影响到自己的孩子,金融专业的李强自己解答不了这个疑惑。在王芳的支持下,两人来到了当地妇幼保健院进行了孕前检查和遗传咨询。在了解亲属关系和疾病特征后,医生根据专业知识解除了小两口的顾虑。同时,医生还给予了孕前保健的专业指导。另外,王芳也免费领取到政府为准备怀孕的妇女提供的叶酸增补片。

秋天来了,两人的爱情结晶如期而至。一家人倍感珍惜、小心慎重。因为之前得到了医生的指导,小两口及时到医院建立了《母子健康手册》,定期接受产前检查,并接受卫生、营养、心理等各方面的孕期医学指导与咨询。怀孕4个月时,王芳做了一次抽血进行唐氏综合征筛查。同时她发现一些年龄较大的孕妇被要求抽取羊水做唐氏筛查。医生解释道,高龄高危人群会被要求羊膜穿刺做唐筛,王芳既不是高龄也没有高危因素,所以没有必要进行羊膜穿刺;另外,孕期的 B 超检查也是一种常规的出生缺陷筛查诊断手段，必要时胎儿镜和近年发展起来的 DNA 检测都是可供高危孕妇选择的方法。

终于，王芳顺利产下了一个健康的孩子。并积极地带孩子进行了新生儿疾病筛查，包括先天性甲状腺功能减退症、苯丙酮尿症、听力障碍筛查等，以确保孩子健康成长。

王芳和李强小两口的例子是中国成千上万育龄夫妇进行健康生育的缩影。在各级卫生部门的支持下，2015 年中国育龄夫妇参加婚前医学检查率已达 58.7%，部分地区婚检率已达到 90% 以上；2015 年通过婚前医学检查共检出患有各类相关疾病 93.7 万人[8]。

一、出生缺陷的防控措施

中国人口基数大，每年新增出生缺陷病例数较大，如以中国年出生数 1 600 万估计，每年新增出生缺陷可达到 90 万例，其中出生时临床明显可见的出生缺陷可达 25 万例，防控形势严峻。自 1986 年起，中国建立了以医院为基础的出生缺陷监测系统，监测围产期（孕满 28 周至出生后 7 天）的出生缺陷发生率，重点监测 23 类常见的结构畸形、染色体异常及少部分遗传代谢性疾病。来自中国出生缺陷监测数据表明（此监测系统报告的出生缺陷发生率主要反映的是孕满 28 周后至出生后 7 天临床明显可辨认的出生缺陷的发生水平，因而会部分受到监测点医疗诊断水平及监测期等因素的影响），中国出生缺陷总发生率与世界中等收入国家的平均水平接近（此处出生缺陷总发生率是指某地区一定时期内，每万名出生人口中发生的出生缺陷病例数，即出生患病率，不同于发病率指标。本文使用其来评估出生缺陷的发生频率称"发生率"）。围产期出生缺陷总发生率呈上升趋势，由 2000 年的 109.79/ 万上升到 2012 年的 145.06/ 万及 2015 年的 198.67/ 万[1, 2]。2015 年中国唐氏综合征发生率约为 1.48/ 万，2015 年中国苯丙酮尿症发生率约为 0.65/ 万，先天性甲状腺功能低下发生率约为 4.31/ 万[8]。

（一）健全法律法规

近几十年来，为完善出生缺陷防治相关法律法规和政策措施，中国政府先后出台了专项法律和政策，卫生部门配套一系列规章和技术规范细则，使出生缺陷防治在各个环节基本实现了有法可依。

1994 年 10 月中国政府出台的《母婴保健法》将出生缺陷的三级预防纳入法制化管理范畴。2001 年 8 月中国政府又颁布了《母婴保健法实施办法》[10]，提出母婴保健工作要以保健为中心，以保障生殖健康为目的，实行保健和临床相结合、面向群体、面向基层和预防为主的工作方针；要求建立婴儿死亡和新生儿出生缺陷监测和报告制度。

自 20 世纪 90 年代，中国政府分阶段颁发了 1995—2000 年、2001—2010 年、2011—2020 年《中国儿童发展纲要》，把加强出生缺陷防治、提高出生人口素质作为重要的任务目标。中国儿童发展纲要（2011—2020 年）中把完善出生缺陷防治体系作为重要的策略措施。落实出生缺陷三级防治措施，加强婚前医学检查知识宣传，规范检查项目，改进服务模式，提高婚前医学检查率。加强孕产期合理营养与膳食指导。建立健全产前诊断网络，提高孕期出生缺陷发现率。开展新生儿疾病筛查、诊断和治疗，先天性甲状腺功能减退症、新生儿苯丙酮尿症等遗传代谢性疾病筛查率达到 80% 以上，新生儿听力筛查率达到 60% 以上，提高确诊病例治疗率和康复率。加大出生缺陷防治知识宣传力度，提高目标人群出生缺陷防治知识知晓率。卫生部 2012 年印发的《卫生部贯彻 2011—2020 年中国妇女儿童发展纲要实施方案》[11] 将控制出生缺陷发生率、致残率作为重要目标，强化落实出生缺陷综合防治措施。卫生部、教育部、中国残联等部门联合印发了《中国提高出生人口素质、减少出生缺陷和残疾行动计划（2002—2010 年）》《全国听力障碍预防与康复规划（2007—2015 年）》等文件。卫生部还先后印发了一系列出生缺陷防治相关管理办法和技术规范，包括《母婴保健专项技术许可及人员资格管理办法》《母婴保健专项技术服务基本标准》《婚前保健工作规范》《孕前保健服务工作规范》《孕期保健管理办法》《产前诊断技术管理办法》《新生儿疾病筛查管理办法》《中国儿童保健工作规范》等，逐步使中国出生缺陷防治工作基本实现了有法可依。

（二）形成多元化工作格局

出生缺陷防治是一项系统工程，具有长期性和复杂性特点，需要联合政府、社会、和家庭等各方面的力量共同参与。为有效推进出生缺陷防治工作，中国初步形成了政府主导、部门协同、和社会参与的多元化工作格局。国务院下属各部委如妇女儿童工作委员会、卫生和计划生育委员会、财政部、教育部、科技部、民政部、中国妇联、中国残联等部门围绕纲要目标，积极协作，齐抓共管，共同推进出生缺陷防治工作。广泛开展出生缺陷防治的社会宣传和健康教育服务，如 2014 年中国国家卫生计生委和中国残联在全国联合开展出生缺陷预防宣传周活动，主题为"预防出生缺陷从孕前开始"（图 4-13）。中国国家卫生计生委定期发布《中国出生缺陷防治报告》，向公众和国际社会全面介绍中国出生缺陷防治工作进展，引导全社会更加关注和支持出生缺陷防治工作。

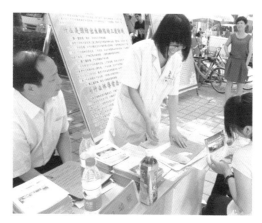

图 4-13　妇幼保健院开展预防出生缺陷宣传周活动

多年来，一些社会力量，主要是国内外的民间慈善组织，积极参与了出生缺陷患儿的治疗和康复，有益补充了中国政府部门和医疗保健机构现有工作体系。另外，中国政府与世界卫生组织、联合国儿童基金会等国际组织先后在孕产妇保健、艾滋病母婴阻断、妊娠期营养干预、孕期感染性疾病控制、出生缺陷监测、神经管缺陷预防等方面开展了富有成效的合作与交流。

（三）建立综合防治体系

出生缺陷综合防治体系包括出生缺陷三级预防，涵盖社会宣传、健康教育、婚前医学检查、遗传咨询、计划生育咨询指导、围孕期保健、孕期保健、孕期筛查、产前筛查、产前诊断和新生儿疾病筛查、诊断和治疗等一系列服务内容。在三级预防中尤以一级和二级预防为重，即孕前和孕期干预；在地域上，要以中西部地区和贫困地区为重点；在干预出生缺陷的种类上，要以高危（致残、致畸、致愚）高发并且能够经济有效地干预的出生缺陷为重点。并通过妇幼保健机构、综合医院、妇女儿童专科医院、基层医疗卫生机构、相关科研院所等各相关机构参与实施。中国政府将出生缺陷防治措施与常规孕产妇、新生儿和儿童保健以及干预项目有机地整合起来，使出生缺陷防治取得了明显成效。

1. 一级预防　一级预防是指防止出生缺陷儿的发生，具体措施包括健康教育、婚前医学检查、遗传咨询、计划生育、最佳生育年龄选择、孕前保健、增补叶酸、孕早期保健（包括合理营养、预防感染、谨慎用药、戒烟戒酒、避免接触放射线和有毒有害物质、避免接触高温环境）等。目前中国有 85.2% 的妇幼保健机构开展了婚前保健工作。

提供孕前保健服务，对于生育过严重遗传性疾病或者严重缺陷患儿的妇女,再次妊娠前,医生有义务介绍有关遗传性疾病的知识,给予咨询、指导。对诊断患有医学上认为不宜生育的严重遗传性疾病的,医师应向当事人说明情况,并提出医学意见。

2. 二级预防 二级预防是指减少严重出生缺陷儿的出生。即在孕期通过早发现、早诊断和早采取措施,减少严重出生缺陷儿的出生。常规孕产期保健服务的广泛开展,有效提高了出生缺陷防治服务的可及性。有效的措施是建立健全产前筛查和产前诊断网络。产前筛查的对象是妊娠 14～20 周的孕妇,通过 B 超检查及生化检测等生理指标,检测胎儿患某些疾病的风险。目前重点筛查唐氏综合征、18- 三体和开放型神经管缺陷。所有产前筛查前需经过孕妇知情同意后进行。目前全国已有 600 多个机构开展了产前筛查和产前诊断服务,为孕 28 周前的妇女,至少提供 1 次出生缺陷产前筛查。

3. 三级预防 三级预防是指出生缺陷患儿出生后采取及时、有效的诊断、治疗和康复,以提高患儿的生活质量,防止病残,促进健康。医疗保健机构对新生儿进行先天性、遗传性代谢病筛查、诊断、治疗和监测。新生儿筛查主要包括先天性甲状腺功能低下症、苯丙酮尿症等遗传代谢性疾病和听力障碍筛查工作。部分地区已将先天性心脏病、葡萄糖 -6- 磷酸脱氢酶缺乏症、先天性肾上腺皮质增生症等病种纳入筛查范围。目前全国已有 230 个新生儿遗传代谢疾病筛查中心,新生儿疾病筛查网络扩大到 26 837 个血片采集机构[8]。

新生儿疾病的早期发现可有助于尽早实施针对性的治疗和康复训练。中国约 90% 的苯丙酮尿症患儿和 98% 的先天性甲状腺功能低下症患儿接受了治疗[9]。部分地区对新生儿听力障碍筛查阳性者开展了医疗救助,及时进行手术和听力矫正;唇裂、腭裂、尿道下裂、马蹄内翻及部分先天性心脏病患儿及时得到手术治疗,使出生缺陷致残率逐步得到了有效控制。

(四)专项投入

为加强出生缺陷防治力度,近年中国政府采用了公共卫生服务重大专项的模式,加大了对出生缺陷防治的资金投入。

2008 年卫生部启动了中西部六省出生缺陷防治项目,探索出生缺陷防治策略和有效措施[12]。自 2009 年启动了增补叶酸项目[13],中央财政每年投入 1.6 亿元,在中国农村地区实施增补叶酸预防神经管缺陷项目,为农村孕前和孕早期妇女免费增补叶酸。至今已经为 4 500 多万名农村育龄妇女免费服用了叶酸。项目的实施提高了育龄妇女对叶酸的认识和服用率,神经管缺陷发生率明显下降,2015 年中国神经管缺陷发生率为 2.18/ 万,比 2000 年(11.96/ 万)下降了

81.8%，尤其在农村下降幅度更大[8]。

另外，出生缺陷患儿的医疗保障水平得以逐步提高。2010年6月，卫生部、民政部联合印发了《关于开展提高农村儿童重大疾病医疗保障水平试点工作的意见》，在保持新型农村合作医疗和医疗救助制度健康发展并使广大农村居民公平享有的基础上，优先选择几种危及儿童生命健康、医疗费用高、经积极治疗预后较好的重大疾病，如急性白血病和先天性心脏病两类重大疾病开展试点，探索有效的补偿和支付办法，提高对重大疾病的医疗保障水平。

自2012年，卫生部启动实施了西部农村地区新生儿疾病筛查补助项目和地中海贫血防控试点项目。中央财政每年投入5 800多万给贫困地区如新疆、广西等地的儿童进行听力障碍、先天性甲状腺功能低下、苯丙酮尿症这三种疾病的筛查，约有79万名新生儿接受了这项免费的服务，促进了新生儿遗传性及代谢性疾病的早期诊断和早期治疗[8]。在广东、广西、云南、海南等七个地中海贫血高发省份启动的地中海贫血防控项目，有效降低了重型地中海贫血儿出生率。

（五）监测及基础科学研究

中国政府不断加强出生缺陷防治科学研究和专业技术人员培训，建立和完善出生缺陷监测网络，开展出生缺陷流行病学调查研究和病因学及防治措施的基础和应用研究，掌握出生缺陷现况和变化趋势，为出生缺陷防治提供科学依据和技术支撑。

中国自20世纪80年代建立了妇幼卫生信息系统，目前已经实施全国妇幼卫生年报网络直报系统，常规监测、统计和报告妇幼健康相关信息，包括出生缺陷、孕产妇死亡和5岁以下儿童死亡等相关信息，为促进妇幼健康事业发展提供了重要的信息支撑。从2006年开始，在64个区县开展了以人群为基础的出生缺陷监测，逐步建立了省级出生缺陷监测系统。同时，中国新生儿疾病筛查信息系统得以发展并不断完善。

科技部、卫生部等十个部门联合制定了《医学科技发展"十二五"规划》均把出生缺陷基础研究列为人口与健康研究领域的发展重点，强调加强出生缺陷防治研究。探索经济有效的预防方法和策略，推动适宜干预技术的转化应用，获得了一批具有影响力的科技成果，为推动出生缺陷的防治提供了科技支撑。

二、出生缺陷的防控成效

中国出生缺陷围产期监测数据表明，2015年，先天性心脏病、多指（趾）、总唇裂、马蹄内翻足、先天性脑积水是中国围产儿前5位高发畸形（表4-3）[8, 9]。

表4-3　1996—2015年中国围产期出生缺陷发生率（1/万）顺位

顺位	1996年	2000年	2005年	2010年	2015年
1	总唇裂 （14.50）	总唇裂 （14.07）	先天性心脏病 （23.96）	先天性心脏病 （32.74）	先天性心脏病 （66.51）
2	神经管缺陷 （13.60）	多指（趾） （12.45）	多指（趾） （14.66）	多指（趾） （16.39）	多指（趾） （18.07）
3	多指（趾） （20）	神经管缺陷 （11.96）	总唇裂 （13.73）	总唇裂 （12.78）	总唇裂 （7.41）
4	脑积水 （6.50）	先天性心脏病 （11.40）	神经管缺陷 （8.84）	脑积水 （6.02）	马蹄内翻足 （6.20）
5	先天性心脏病 （6.20）	脑积水 （7.10）	脑积水 （7.52）	神经管缺陷 （5.74）	脑积水 （5.30）

数据源于中国出生缺陷监测系统。

近十余年，随着中国出生缺陷防治工作的加强和部分出生缺陷诊断能力的提高，一些对干预措施敏感的致死致残性出生缺陷发生率逐年下降，如围产期神经管缺陷发生率由2000年的11.96/万下降到2015年的2.18/万，从出生缺陷高发病种顺位第3位降至第12位[8]。

另外，对现代化诊断技术具有较强依赖性的内脏畸形如先天性心脏病等部分出生缺陷的围产期发现率逐年上升。中国围产期先天性心脏病发生率由2000年的11.40/万上升至2015年的66.51/万，从出生缺陷高发病种第4位上升至第1位[8]。围产期多指（趾）发生率由2000年的12.45/万上升至2015年的18.07/万，一直名列出生缺陷高发病种顺位第2位[8]。

虽然中国人口众多，近几十年来中国所建立的出生缺陷防治相关法律法规和政策措施已取得良好效果，使大部分出生缺陷的发生率逐渐下降并接近或低于世界水平，减轻了因治疗、残疾或死亡导致的疾病负担，提高了中国人群健康水平和人口素质。

第九节　中国妇幼卫生服务实践之八：宫颈癌和乳腺癌筛查

案例：可以免费做宫颈癌和乳腺癌筛查了

39岁的刘小花是一名普通的农村妇女，一天，同村的妇女主任到她家，告诉她最近县妇幼保健院的医生要来给全村35～64岁的妇女免费做宫颈癌和乳腺癌筛查的检查（图4-14）。几年前在省城打工时，刘小花曾听说有省城户口的妇女可以到指定的医院做免费的宫颈癌和乳腺癌筛查，现在在农村老家也能享受到免费检查了，她觉得要珍惜这次检查机会。看完妇女主任发的宣传手册，她更加了解了为什么要做宫颈癌和乳腺癌筛查，以及筛查需要做哪些检查，检查出问题后该怎么办。

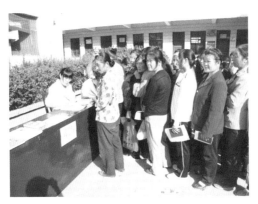

图4-14　妇女参加"两癌"检查项目排队等候中

在检查的那天，刘小花带着签好自己名字的知情同意书和身份证早早地就和同村的姐妹们到了乡卫生院，那里已经有很多同村的人在排队了。

医生在每项检查前，会告诉她为什么要做这个项检查，并解释检查都不会给她造成伤害，让她放松心情。检查结束，医生嘱咐刘小花，如果没有问题，三年之后，还需要再做同样的检查。如果有问题，会通知她做进一步的阴道镜检查。让她高兴的是乳腺手诊和彩超检查都没有发现任何问题。但同时对细胞学检查结果还是有些担心。

怀着忐忑的心情等了两个星期左右，刘小花接到了乡医院医生的电话，告诉她，她的细胞学检查结果出来了，稍微有一些问题，但医生安慰她说，细胞学检查结果只是一个初步的筛查结果，还需要再去县妇幼保健院进一步做阴道镜检查。刘小花再次怀着忐忑的心情，来到了县妇幼保健院。值得高兴的是，阴道镜结果显示并没有发现异常。刘小花终于放心了，也坚定了要定期检查的决定。

几天后，刘小花听说同村的一个姐妹被查出了宫颈癌，因为家里并不富裕，想到要做治疗需要一大笔的钱，决定放弃治疗。正当发愁时，妇女主任给她带来了好消息，因为根据患者的家庭条件，可以申请贫困母亲"两癌"（宫颈癌和乳腺癌）救助项目。这样就会得到一定数额的补助，再加上新农合政策已将宫颈癌和乳腺癌列入大病统筹范围，报销比例进一步提高。在大家的帮助和鼓励下，刘小花的姐妹很快进行了宫颈癌治疗手术，手术非常成功，而且因为"早发现"，身体在短时间内得到了康复。

一、中国宫颈癌和乳腺癌流行病学状况

宫颈癌为最常见的女性生殖系统恶性肿瘤，中国从 1949 年就开始采取多种措施预防和控制宫颈癌的发生和死亡，通过不懈努力，到 20 世纪 80 年代末和 90 年代初，中国宫颈癌患病率下降了 90% 多，且早期宫颈癌检出率增高，晚期宫颈癌比例下降。但从 21 世纪开始，中国宫颈癌的发病率却处于持续升高或徘徊不降的状态。据中国肿瘤登记数据显示，2003—2015 年宫颈癌发病率（中国人口标化率）总体呈上升趋势。中国宫颈癌发病率由 2003 年的 3.8/10 万[14]上升到 2015 年 11.8/10 万[15]，上升幅度为 210.5%。农村地区宫颈发病率略高于城市地区（图 4-15）。

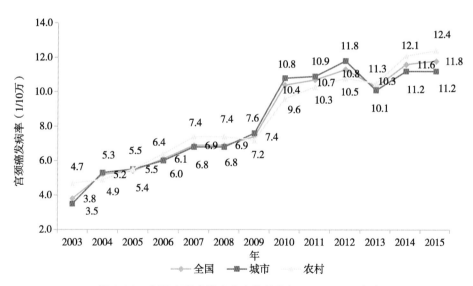

图 4-15　中国宫颈癌发病率变化趋势（2003—2015 年）

2003—2015 年宫颈癌死亡率总体也呈上升趋势，城市地区波动较大。中国宫颈癌死亡率由 2003 年的 1.2/10 万上升到 2015 年 3.3/10 万，上升幅度为 175.0%。农村地区宫颈癌死亡率略高于城市地区。

在过去十余年中，中国的乳腺癌发病率以每年至少 3% 的速度增长，近年来发病率迅速升高，2015 年发病率稍有下降趋势。由 2003 年的 21.3/10 万[14] 上升到 2015 年 30.2/10 万[15]，上升幅度为 41.8%。城市地区乳腺癌发病率高于农村地区（图 4-16）。

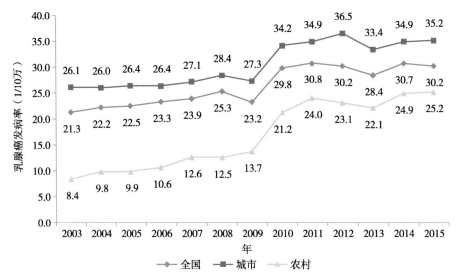

图 4-16　中国乳腺癌发病率变化趋势（2003—2015 年）

尽管，与其他国家相比，中国乳腺癌的整体发病率较低，但近 20 年来的增长速度已是全球平均增长速度的 2 倍多，乳腺癌已经成为严重威胁中国妇女健康的重要疾病。据中国肿瘤登记数据显示，2004—2009 年乳腺癌死亡率无明显改变，2009 年后总体呈上升趋势。全国乳腺癌死亡率由 2004 年的 4.8/10 万上升到 2015 年 6.5/10 万，上升幅度为 35.4%。城市地区乳腺癌死亡率高于农村地区[14, 15]。

二、中国宫颈癌和乳腺癌防控措施

中国"两癌"防控工作的历史可以追溯到 20 世纪 50 年代。自 50 年代末期，中国政府就通过建立网络体系，有计划、有步骤地积极开展了宫颈癌的防治工作。建立了城市以综合医院（包括肿瘤医院），农村以县级医院（包括妇幼保健院、站）为中心，统筹安排，分期分片地逐步普查的专门的防治协作机构和网络；积极防治与宫颈癌发病有关的妇女疾病；积极寻找早期诊断和早期治疗的有效方法；并且相关的研究学组制定了宫颈癌普查早诊早治的统一规定和标准试行草案。

（一）建立防控体系

多年来，中国逐步建立了妇女常见病筛查（包括"两癌"筛查）工作体系，以政府为主导，利用妇幼保健系统的服务网络，有计划地逐级开展筛查。

国家卫生健康委负责全国"两癌"检查工作的组织、协调、监督、管理等；负责组织制订妇女"两癌"检查工作方案；组织成立专家技术指导组，指导项目质控工作；对相关信息进行管理。各级卫生行政部门协调妇联等相关部门，负责本地区妇女"两癌"检查工作的组织、协调和监督指导；制定实施方案；落实有关经费；确定妇女"两癌"检查及确诊机构，建立转诊机制；组织成立专家技术指导组；开展人员培训；管理相关信息；定期对项目实施监督指导和质量控制，向国家卫生健康委通报进展情况。

（二）纳入常规保健

从 20 世纪 70 年起，中国逐步建立起了在城市以防宫颈癌为重点，农村以防子宫脱垂为重点，利用妇幼系统的服务网络，集中一定的人力物力，在一定时间和范围内，对某种危害妇女身心健康严重的常见病开展普查普治，将妇女常见病普查列入妇女保健的常规工作内容中的妇女常见病普查普治工作体系。并逐步将妇女常见病筛查纳入妇女保健的常规工作内容中。在全国形成了在城市以厂矿和企事业为单位，与当地医疗机构合作常规开展妇女常见病筛查，在农村，则由医疗机构（主要为妇幼保健机构）组织筛查小组，定期到乡镇开展妇女常见病筛查。

（三）以项目促进防控

进入 21 世纪，中国政府加大"两癌"的防控工作支持力度，2006—2008 年，中央财政专门拨出经费，在全国 43 个项目地区开展宫颈癌筛查试点，共计 20 万妇女接受了宫颈癌筛查。2009 年，在医改利好形式下，农村妇女"两癌"检查被列入妇女健康相关重大公共卫生服务项目。由国家卫生健康委员会（简称国家卫生健康委）、财政部及全国妇联三部委合作，利用中央财政专项补助经费，开始在全国 31 个省内广泛开展。项目实施的第一周期（2009—2011 年）[16]，提出在三年内分别为全国 1 000 万和 120 万 35～59 岁农村妇女提供宫颈癌和乳腺癌免费检查，从项目的第二周期（2012—2014 年）起提出要每年分别为 1 000 万和 120 万 35～64 岁的农村妇女提供宫颈癌和乳腺癌免费检查。

其中，宫颈癌检查项目国家级项目县（中央转移支付经费覆盖的项目县）由 2009 年的 221 个增加到了 2018 年的 1 739 个。提供宫颈癌免费筛查内容包括：妇科检查、宫颈脱落细胞检查，对结果可疑或异常者进行阴道镜检查，以及对阴道镜检查结果可疑或异常者进行组织病理学检查。随着项目工作的开展,又在28个省开展了HPV检测试点,增加了以HPV检测为初筛方法的宫颈癌筛查。

乳腺癌检查项目县也由2009年的200个增加到了2018年的1 387个。乳腺癌免费筛查内容包括,对接受检查的妇女均进行乳腺临床检查和乳腺彩超检查,对乳腺彩超检查可疑者,进行乳腺X线检查,对乳腺彩超检查异常者和乳腺X线异常可疑者,进行组织病理学检查或其他进一步检查。

(四)制定方案、确定标准

为确保"两癌"筛查工作顺利有效开展,从国家层面不仅出台了一系列临床指南和规范,同时依托"两癌"检查项目制定了统一的筛查方案和技术指南,如原卫生部印发的《中华人民共和国卫生行业标准——子宫颈癌诊断(WS334-2011)》《中华人民共和国卫生行业标准——乳腺癌诊断标准(WS338-2011)》《农村妇女"两癌"检查项目管理方案》《农村妇女宫颈癌检查项目技术方案(试行)》《农村妇女乳腺癌检查项目实施方案和技术方案》等。

(五)培训队伍

为规范筛查流程,提高筛查质量,20世纪50年代,在著名妇产科专家的倡议下,中国开始在全国范围开展宫颈癌筛查技术相关培训。随着"两癌"筛查工作逐步纳入妇女保健的常规工作,妇女常见病筛查的内容也被纳入妇幼卫生专业高等学校教材中,成为妇女保健人员培训的重要内容。并且,为加强"两癌"检查工作服务质量,提高参与检查工作医疗保健人员的服务能力,从2009年全国农村妇女"两癌"检查项目启动后,每年均举办全国"两癌"检查管理和技术培训班,并通过逐级培训的形式对项目地区的专业技术人员开展培训。同时为提高基层人员专业技术水平,2010年卫生部妇社司启动了两年为一周期的"农村妇女宫颈癌检查基层人员培训项目"。在全国建立省级宫颈癌检查培训基地,通过采取临床进修与实践相结合的形式,为项目地区的宫颈癌检查人员提供理论与实践培训。通过上述的不同策略和措施,中国的"两癌"检查人员队伍得到了不断的加强和壮大。

(六)系统收集"两癌"筛查信息

为及时掌握防控工作动态,早在20世纪90年代中期,妇女病检查信息就纳入全国妇幼卫生信息年报指标。以县为单位逐级收集,初步获得全国妇女常见病筛查率。自2010年国家卫生健康委又开发了重大公共卫生服务项目妇幼卫生项目信息管理系统软件,将农村"两癌"检查项目的相关数据收集纳入其中,上报表册包括季度统计表和个案登记表。

三、"两癌"筛查项目实施的成效

（一）产生了良好的健康效果

自 2009 年中国农村妇女宫颈癌和乳腺癌检查项目开展以来，截至 2014 年底，中央财政共投入 14.9 亿元，在全国 1 774 个县区，分别有 8 572.6 万名和 1 981.2 万名 35～64 岁农村妇女接受了免费宫颈癌和乳腺癌检查。10 年间，共检出 149 189 例宫颈癌及癌前病变和 13 125 例乳腺癌和癌前病变，其中有 95% 以上的患者均接受了治疗。

（二）基层医疗机构的服务能力和社会影响力明显提高

项目实施以来，国家级项目县具备"两癌"检查相关技术人员的比例明显高于非国家级项目县。县级检查机构提供宫颈细胞学取材（包括巴氏涂片及液基细胞检查）、TBS 分类诊断、乳腺彩超及 X 线射线检查等的比例有明显提高，尤其是采用宫颈细胞 TBS 分类诊断的比例提高了 74.7%，采用乳腺 X 线射线检查的比例提高了 50.0%。能够提供宫颈细胞学取材及标本固定的乡镇卫生院比例也明显高于项目开展前。

（三）促进了相关救治政策的出台

农村妇女"两癌"检查项目实施以来，绝大多数地区将"两癌"救治纳入农村合作医疗的重大疾病保障范围，报销比例最高可达 80%，符合医疗救助条件的贫困患者补偿比例可达 90% 以上。如中央和地方的《城乡居民基本医疗保险》《城镇职工基本医疗保险》《关于开展城乡居民大病保险工作的指导意见》《新型农村合作医疗政策》等文件中都规定了相应的补偿政策。例如，《2014 年城乡居民基本医疗保险》中提到重大疾病（重大疾病目录中包含宫颈癌、乳腺癌）住院发生的政策范围内费用报销比例为 80%；《关于开展城乡居民大病保险工作的指导意见》中将宫颈癌也纳入大病系列，提出大病保险补偿实际支付比例不低于 50%。同时全国妇联还设立了"贫困母亲'两癌'救助专项基金"，各地政府也积极出台了多种救治政策。相关政策的出台，较好地解决了查治衔接的问题，促进了"两癌"救治体系的完善。

参考文献

[1] 国家卫生和计划生育委员会. 中国卫生和计划生育统计年鉴 2016. 北京：中国协和医科大学出版社，2016.

[2] Xu T，Wang H，Ye H，et al. Impact of a nationwide training program for neonatal resuscita-

tion in China. Chin Med J, 2012; 125（8）: 1448-1456.

[3] 国家卫生健康委员会. 中国妇幼健康事业发展报告（2019）. 北京, 2019.

[4] 卫生部. 中国 0～6 岁儿童营养发展报告（2012）. 北京, 2012.

[5] 张静, 蒋秋静, 刘娜, 等. 2006 年中国 10 省（区）农村婴幼儿体格发育不良影响因素分析. 中华流行病学杂志, 2012, 33: 115-117.

[6] 王玉英, 王福珍, 王克安, 等. 营养强化辅食补充对甘肃贫困农村婴幼儿智力发育的影响. 卫生研究, 2006, 35（6）: 772-774.

[7] 王丽娟, 霍军生, 孙静, 等. 营养包对汶川地震后四川省理县 6～23 月龄婴幼儿干预效果研究. 卫生研究, 2011, 40（1）: 61-64.

[8] 国家卫生计生委妇幼健康服务司. 全国妇幼卫生信息分析报告. 北京, 2016.

[9] 卫生部. 中国出生缺陷防治报告. 北京, 2012.

[10] 国务院. 中华人民共和国母婴保健法实施办法. 北京, 2001.

[11] 卫生部. 卫生部贯彻 2011—2020 年中国妇女儿童发展纲要实施方案. 北京, 2012.

[12] 卫生部. 中西部六省区出生缺陷防治项目. 北京, 2008.

[13] 卫生部. 增补叶酸预防神经管缺陷项目管理方案. 北京, 2009.

[14] 国家癌症中心. 2010 中国肿瘤登记年报. 北京: 军事医学科学院出版社, 2010.

[15] 赫捷. 2018 中国肿瘤登记年报. 北京: 人民卫生出版社, 2019.

[16] 卫生部. 农村妇女"两癌"检查项目管理方案. 北京, 2009.

第五章

挑战和展望

妇女儿童的健康和发展是衡量国家社会经济发展和文明进步的重要指标。关注妇幼卫生，是提高人口素质和全民健康水平、推动国家经济与社会可持续发展的战略性举措。中华人民共和国成立后，特别是过去15年中，在中国政府坚持不懈的努力下，社会各界的广泛参与和国际社会的大力支持下，中国孕产妇和儿童死亡率显著下降，提前实现千年发展目标（Millennium Development Goals，MDGs）的要求[1]，被国际社会列为实现千年发展目标4和5a高绩效的十个低中收入国家之一（China is one of 10 fast-track low-and middle-income countries for MDGs 4 and 5a）[2]。同时，妇女期望寿命不断提高，成功消除新生儿破伤风，儿童生长发育和健康状况持续改善，出生缺陷发生率高态势初步遏制，神经管畸形发生率明显降低，中国妇女儿童健康状况得到持续改善[3]。中国妇幼卫生工作所取得的成就，与社会经济的快速发展、完善的妇幼健康法律法规、强有力的政府领导和经费投入、健全的妇幼健康服务体系、完善的妇幼卫生信息系统、高覆盖的医疗保障体系、针对重点人群开展的公共卫生项目和广泛的国际合作密不可分[2,4]。同时也应清醒地看到，中国妇幼卫生事业的发展仍然滞后于经济社会发展，与广大妇女儿童日益增长的医疗保健需求不相适应，实现2015后发展时期的国际和国内目标，仍然面临诸多困难和挑战。

第一节　困难和挑战

一、孕产妇和儿童死亡绝对数大，死亡率下降进入平台期

虽然中国孕产妇和儿童死亡率已处于世界较低水平，但由于人口基数大，孕产妇和儿童死亡绝对数仍居世界前列。据联合国估算，2015年中国有4 400例

孕产妇死亡，与马里共居全球孕产妇死亡绝对数最高国家的第 16 位，占全球孕产妇死亡人数的 1.5%[5]；有 182 000 例 5 岁以下儿童死亡，居世界第 6 位，占全球 5 岁以下儿童死亡人数的 3.1%[6]。

2015 年中国 MMR 已接近发达国家 1990 年的水平（23/10 万），5 岁以下儿童死亡率已基本达到发达国家 2000 年的平均水平（10‰）。当死亡率达到较低水平后，保持原有下降速率的难度将增大。中国儿童和孕产妇死亡率均已进入下降相对缓慢的平台期，保持平稳下降态势的难度进一步增大，实现《"健康中国 2030" 规划纲要》（简称 "健康中国 2030" 和 "十三五" 卫生与健康规划（简称 "十三五" 规划），以及《中国妇女发展纲要（2011—2020 年）》和《中国儿童发展纲要（2011—2020 年）》（简称《两纲》）目标仍存在巨大的挑战。

二、妇幼卫生服务公平性有待进一步提高

在千年发展目标时期卫生领域一项尚未完成的重要工作，就是消除不公平性，确保所有育龄妇女和儿童，无论其经济状况、性别、民族和地域，均能获得所需要的服务[7]。1990—2014 年间，中国孕产妇和儿童死亡率的城乡和地区间差别逐年缩小，但差异仍然存在，并且在同地区的不同省份、同省份的不同市县之间差异仍很明显，特别是西部偏远地区，远高于全国平均水平[3]。

近些年，中国的流动人口规模迅速增大，包括大量的女性和儿童。城市贫困流动人口是城市孕产妇和儿童死亡和患病的重点人群[8-11]。她们远离熟悉的社会环境和户籍所在地，自身的受教育程度普遍不高，自我保健意识差，对有偿医疗卫生服务的承受力低，潜在的巨大卫生保健服务需求常被服务网络遗漏[12]。留守儿童的生理和心理健康问题也日益受到关注。离开父母双亲留守儿童的健康状况低于同龄人群，女童和处于低年龄段儿童的健康状况尤为堪忧[13]。与同龄人相比，留守儿童的营养状况尚未发现显著差异[14]。同时，父母长期不在身边、其他看护人因家庭生产劳动占用大量时间而导致对留守儿童缺乏照料，对儿童的心理健康带来长期的不良影响[15, 16]。

三、死亡疾病谱改变，妇女儿童生命周期的健康需求尚未完全满足

随着中国孕产妇和儿童死亡率的下降，死亡疾病谱正在发生改变。在导致孕产妇死亡的原因中，产褥感染已基本消除，产科出血、心脏疾病和妊娠合并症是孕产妇死亡的主要原因[3]。各年龄阶段儿童的主要死因有所不同，新生儿死亡占 5 岁以下儿童死亡的一半以上[3, 17]。2015 年，早产 / 低出生体重、窒息 / 产

伤、先天畸形和肺炎是新生儿主要死因 [17]。感染性疾病（包括肺炎、腹泻、脑膜炎 / 脑炎和其他感染性疾病）与五分之二的 1～11 月龄儿童死亡相关，一半以上的 1～4 岁儿童死亡是由意外伤害引起 [17]。千年发展目标时期全球孕产妇和 5 岁以下儿童死亡率呈现了前所未有的下降，但与之相比，死胎死产率的下降要缓慢许多 [18]。据估计 2015 年中国有 122 300 例死胎死产发生，位居全球死胎死产绝对数最高国家的第 4 位 [18]。

中国妇女儿童健康问题依然突出。乳腺癌、宫颈癌、艾滋病、梅毒和乙肝等重大疾病严重威胁着广大妇女的身心健康，意外妊娠和不孕不育问题日益突出，青春期和更年期女性的卫生保健服务需求未能得到充分满足 [3]。对于影响儿童健康的主要疾病，出生缺陷总发生率仍居高位，防治形势依然严峻 [17]。儿童白血病、先心病等重大疾病威胁着儿童健康。贫血、低体重、超重和肥胖、微营养素缺乏等营养不良性疾病和心理疾患日益危害妇女儿童健康 [15, 17, 19, 20]，成为突出的公共卫生问题。中国有 1 500 万儿童没有充分实现他们的发育潜能 [21]，儿童早期发展的服务需求尚未满足。0～6 岁残疾儿童高达 167.8 万 [17]，及早发现发育残疾儿童，提供诊断、转诊、干预和康复服务的机制有待完善。

四、全面两孩政策对妇幼卫生工作带来新的挑战

2015 年 12 月 31 日发布的《中共中央国务院关于全面两孩政策改革完善计划生育服务管理的决定》中提出，坚持计划生育的基本国策，完善人口发展战略，全面实施一对夫妇可生育两个孩子的政策（以下简称"全面两孩政策"），积极开展应对人口老龄化行动。据预测，全面两孩政策实施后两三年内，中国每年出生人口会增加到 2 000 万～2 300 万人，比目前多出生 300 万～800 万人 [22]。全面两孩政策实施，人口累积生育需求集中释放，出生人口数量增加，高龄孕产妇比例增高，发生孕产期合并症、并发症的风险增加，危重孕产妇与新生儿管理救治任务进一步加重，妇幼保健服务的数量、质量和服务资源面临新的挑战。

五、气候变化和环境污染对妇女儿童健康的影响

在全球范围，估计 24% 的疾病负担（健康寿命年损失）和 23% 的死亡和伤残归因于环境因素 [23]。妇女和儿童，尤其是生活在贫困地区的妇女儿童，是受气候变化影响产生健康风险的最脆弱人群之一。据 WHO 预测，2030 年至 2050 年间，气候变化将导致每年 25 万人死亡，其中包括 9.5 万人死于儿童营养不良 [24]。

在 0～14 岁的儿童中，可归因于环境的死亡比例高达 36%[25]。

气候变化和环境污染对妇女和儿童健康的影响越来越受到大家的关注。妊娠和哺乳期妇女暴露于铅、汞、砷、镉、农药等有毒物质，可增加流产、早产和其他妊娠并发症的风险；这些环境毒素也能损害胎儿和婴儿的发育[26]。研究显示，空气污染会导致先天畸形的风险增加[27, 28]，PM2.5、一氧化碳、二氧化硫和二氧化氮浓度的增高与新生儿出生体重的降低相关[29]。室内空气污染（使用固态燃料做饭或取暖，如木柴、动物粪便和农作物秧苗；二手烟暴露）可增加中耳炎、哮喘、结核、低出生体重、死胎和新生儿死亡的风险[30]。此外，我国 0～6 岁儿童铅中毒率明显高于美国、加拿大等国家[31]，加强对环境污染的治理，对促进儿童健康也有深远的意义。

第二节　机遇和展望

一、新时期经济社会的快速发展将推动妇女、儿童健康发展模式发生转变

1949 年以来，特别是改革开放以来，中国国民经济综合实力实现了历史性的巨变，综合国力明显增强，国际地位和影响力显著提高。2016 年中国国内生产总值（GDP）达到 74.4 万亿元人民币（10.8 万亿美元），经济总量占全球的 14.8%，居世界第二位[32]；人均 GDP 快速增加，国家财政实力明显增强。社会经济的发展为中国健康事业的发展提供了坚实的基础。

同时，我们也应该意识到，随着中国社会和经济的发展，工业化、城镇化、人口老龄化、生态环境及生活方式等因素的变化将对健康，包括妇女、儿童和青少年的健康带来潜在影响。全民健康素养的提高和医疗保障制度的完善，促进了医疗需求的日益增长；居民生活方式的变化使慢性病成为主要疾病负担；城镇化建设使得部分地区医疗卫生资源供需矛盾更加突出，医疗卫生资源布局调整面临更大挑战；老年人口医养结合需要更多卫生资源支撑，康复、老年护理等薄弱环节更为凸显；实施单独两孩生育政策后，新增出生人口将持续增加，对妇幼保健机构等医疗卫生机构在内的公共资源造成压力。同时，云计算、物联网、移动互联网、大数据等信息化技术的快速发展，为优化医疗卫生业务流程、提高服务效率提供了条件，必将推动医疗卫生服务模式和管理模式的深刻转变。影响妇女和儿童健康的顶层设计也会考虑社会经济发展转型时期

的新特征，以制定出适合时代发展的策略，确保妇女、儿童和青少年健康福祉的实现。

二、可持续发展目标和"健康中国 2030"规划纲要为推进妇幼卫生事业进一步发展描绘了新的蓝图

联合国千年发展目标的实现只是完成了提高妇女儿童健康和发展状况的阶段性任务。2015 年 9 月，在联合国发展峰会上，习近平主席向国际社会郑重承诺，中国将落实 2015 年后发展议程，推动全球发展事业不断向前。可持续发展目标（Sustainable Development Goals，SDGs）建立在千年发展目标所取得的成就之上，旨在进一步消除一切形式的贫穷[33]。在可持续发展目标的框架下，联合国发布《每一位妇女，每一名儿童：妇女、儿童和青少年全球健康策略（2016—2030 年）》，明确提出"到 2030 年，各种环境下的每一位妇女、儿童和青少年均能实现其身体和精神健康及幸福的权利，拥有社会和经济计划，并且完全能够参加建设繁荣、可持续的社会"的愿景，并从生存（终结可预防的死亡）、繁荣（确保健康和福祉）和变革（扩大促进性环境）三个方面提出了具体要求[34]。

在新的发展时期，党中央、国务院发布《"健康中国 2030"规划纲要》和"十三五"卫生与健康规划，以及《中国妇女发展纲要（2011—2020 年）》和《中国儿童发展纲要（2011—2020 年）》，将卫生与健康事业发展摆在了经济社会发展全局的重要位置。作为中国政府第一个围绕健康的中长期战略规划，"健康中国 2030"为推进健康中国建设提供了宏伟蓝图和行动纲领，它以"共享共建、全民健康"为战略主题，确立了健康优先的战略地位，强调了健康与社会经济协调良性发展的重要性，并明确要求将促进健康的理念融入公共卫生政策制定实施的全过程。

中国妇幼健康工作将根据现有差距、国际和国内社会的新要求，梳理并完善妇幼卫生工作相关的法律和政策体系，完善部门规章，健全或更新领域标准规范和指南体系。同时，将推进孕产妇和儿童心理问题相关工作，采纳国家消除艾滋病、梅毒和乙肝母婴传播认证程序，完善儿童医疗保障制度和儿童医疗保险和疾病救治政策，制定推广以贫困地区和中西部为重点的儿童健康服务项目包。在深化体制机制改革的大背景下，落实"把健康融入所有政策、全面深化医药卫生体制改革、完善健康筹资机制和加快转变政府职能"的策略，确保妇女、儿童和青少年健康的权益得到最大的满足。

三、立足全生命周期和全人群，提供公平可及、覆盖生命全程的高质量妇幼健康服务将成为改善妇幼健康的着力点

实现全民健康，需要立足全生命周期和全人群两个着力点，提供公平可及、系统连续的健康服务。国民经济和社会发展"十三五"规划纲要已明确提出要"向孕产妇免费提供生育全过程的基本医疗保健服务"，涵盖婚前、孕前、孕产、产后、儿童等 5 个时期的 13 项服务。通过对服务的整合，为妇女、儿童和青少年提供系统、规范的优生优育全程服务，实现从胎儿到生命终点的全程健康服务和健康保障，全面维护人民健康。

在确保全体人民享有所需要的、有质量的、可负担的预防、治疗、康复、健康促进等健康服务的基础上，需要突出解决好包括妇女儿童在内的重点人群的健康问题。作为重点人群健康改善的优先领域之一，妇幼工作需要继续通过"健康妇幼"项目开展农村妇女"两癌"筛查，计划生育技术服务基本项目和避孕药具，再生育技术服务，预防艾滋病、梅毒、乙肝母婴传播服务；通过农村夫妇免费孕前优生健康检查、增补叶酸预防神经管缺陷、孕期唐氏综合征产前筛查和产前诊断、新生儿疾病筛查、地中海贫血防控、先天性心脏病防治加强出生缺陷综合防治；关爱青少年健康，加强学生健康危害因素和常见病监测及防治，心理健康教育；维护流动人口健康，将流动人口纳入流入地卫生计生服务体系，全面推进流动人口基本公共卫生计生服务均等化，完善基本医保关系转移接续办法，提高流动人口医疗保障水平。深化流动人口全国"一盘棋"机制建设。关怀关爱留守人群特别是留守儿童，开展留守儿童健康教育项目，促进社会融合。

四、妇幼健康服务体系将在完善医疗卫生服务体系的总体框架下得以健康发展

经过长期发展，中国已经建立起了具有本国特色的、覆盖城乡的妇幼卫生体系。随着社会经济的发展，为了满足人民群众日益增长的医疗服务需求，在完善医疗卫生服务体系的总体框架下，将重点加强以下几个方面的工作。

首先，健全妇幼健康服务网络，实施妇幼保健和计划生育服务保障工程。支持妇幼健康服务机构基础设施建设，强化危重孕产妇救治与新生儿救治能力，提升妇幼保健服务水平。同时促进预防保健和临床服务有机融合，实现"以疾病为中心"向"以健康为中心"转变。

其次，加强妇幼人才队伍建设和基层妇幼健康工作。加快产科医师、助产

士人才培养；完善儿童医疗卫生人才培训培养机制，健全激励机制，加强新生儿科建设；稳定基层人才队伍，加强基层作为妇幼健康工作的主要方向和重点，加强县乡村妇幼健康服务网络建设。

再次，为进一步完善妇幼卫生筹资，应坚持公共财政在妇幼卫生服务筹资的主导性，积极拓宽妇幼卫生筹资来源，形成稳定的妇幼卫生筹资增长机制；顺应财政体制改革方向，建立完善的妇幼卫生财政投入机制，调整和优化妇幼卫生支出结构，提高妇幼卫生财政投入的效益；制定合理完善的妇幼卫生规划，为妇幼卫生财政投入预算提供依据，并落实相关政策，确保妇幼卫生事业按规划发展；利用国际组织、多边活动平台，通过引入国际资金解决妇幼卫生投入不足问题。

最后，完善妇幼健康信息服务体系建设。建立统一妇幼卫生信息系统；积极推广"互联网＋妇幼健康"服务，建立个人电子健康档案系统。同时，推进健康医疗大数据的应用，加强数据应用体系建设，推进基于区域人口健康信息平台的医疗健康大数据开发共享、深度挖掘和广泛应用。

五、将以国际交流合作为平台，积极参与全球卫生治理，进一步提升健康领域国际影响力和制度性话语权

随着综合实力的上升，中国在国际舞台上发挥的作用也日益重要。作为一个负责任的发展中大国，中国将根据在执行千年发展目标中积累的丰富经验，在2015年后发展议程中继续扮演重要角色，即一方面在国内实施新的发展议程；另一方面通过南南合作与其他发展中国家共享发展经验，并将继续在力所能及的范围内，不断加大对外援助力度。

在2015年后发展时期，中国政府将实施中国全球卫生战略，全方位积极推进人口健康领域的国际合作。以双边合作机制为基础，创新合作模式，加强人文交流，促进中国和"一带一路"沿线国家卫生合作。

加强南南合作，落实中非公共卫生合作计划，继续向发展中国家派遣医疗队员，重点加强包括妇幼保健在内的医疗援助，重点支持疾病预防控制体系建设。加强中医药国际交流与合作。充分利用国家高层战略对话机制，将卫生纳入大国外交议程。积极参与全球卫生治理，在相关国际标准、规范、指南等的研究、谈判与制定中发挥影响，提升健康领域国际影响力和制度性话语权。

在2018年"中非妇幼健康合作，携手助力母婴安全"专题论坛上（图5-1），中国国家卫生健康委员会妇幼健康司副司长宋莉重申中国政府对公共卫生领域的承诺。"孕产妇和儿童健康，"她说，"是实现'健康中国2030'规划纲要和可持

续发展目标（SDGs）的重要指标。习近平主席的愿景，"她补充说，"是构建人类命运共同体。中国愿与各国一起继续履行国际责任，继续保持与国际组织的良好合作，加强国际交流，积极向非洲国家分享中国妇幼健康的成功经验。""我们的目标影响深远：为全球妇女儿童健康水平的提高作出贡献"，宋莉还表示（图 5-2）。

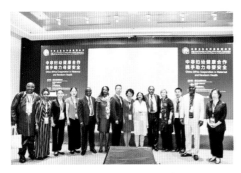
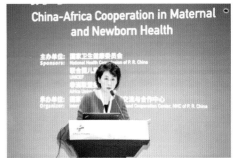

图 5-1　2018 年 8 月 17 日，举办"中非妇幼健康合作，携手助力母婴安全"专题论坛　　　图 5-2　中国国家卫生健康委员会妇幼健康司副司长宋莉在专题论坛上发布讲话

　　妇幼卫生事业是一项关乎民族素质、家庭幸福、经济社会发展的崇高事业。在新的发展机遇下，中国妇幼工作将致力于提高服务的公平性和可及性，改善服务能力和水平，切实保障妇女儿童健康权益，进一步提升妇女儿童的健康福祉。

参考文献

[1] Ministry of Foreign Affairs，United Nations. Report on China's implementation of the millennium development goals（2000—2015）. Beijing，2015.

[2] Kuruvilla S，Schweitzer J，Bishai D，et al. Success factors for reducing maternal and child mortality. Bulletin of the World Health Organization，2014；92（7）：533-544b.

[3] National Health and Family Planning Commission. Health and Family Planning Statistic Year Book. Beijing：China Union Medical University Publishing House，2015.

[4] National Health and Family Planning Commission，Partnership for Maternal Newborn & Child Health，WHO，The World Bank，Alliance for Health and Systems Research. Success factors for women's and children's health：China. Geneva：WHO，2014.

[5] WHO，UNICEF，UNFPA，The World Bank. Trends in maternal mortality：1990 to 2015. Geneva：WHO，2015.

[6] UNICEF，WHO，The World Bank，United Nations Population Division. Levels & trends in

child mortality. Report 2015. New York：UNICEF，WHO，The World Bank，United Nations Population Division，2015.

[7] Vega J. Universal health coverage：the post-2015 development agenda. Lancet. Jan 19 2013；381（9862）：179-180.

[8] Almeida LM，Caldas J，Ayres-de-Campos D，et al. Maternal healthcare in migrants：a systematic review. Maternal and Child Health Journal，2013；17（8）：1346-1354.

[9] Yuan B，Qian X，Thomsen S. Disadvantaged populations in maternal health in China who and why? Global health action，2013；6：19542.

[10] Zhang W，Chen D，Zhou H，et al. Regional health-care inequity in children's survival in Zhejiang Province，China. International Journal for Equity in Health，2016；15（1）：188.

[11] Hu S，Tan H，Peng A，et al. Disparity of anemia prevalence and associated factors among rural to urban migrant and the local children under two years old：a population based cross-sectional study in Pinghu，China. BMC Public Health，2014；14：601.

[12] 邵静，张连生，杜玉开，等. 城市社区妇幼保健人力资源配置公平性分析. 中国妇幼保健，2009；24（22）：3051-3053.

[13] Li Q，Liu G，Zang W. The health of left-behind children in rural China. China Economic Review，2015；36：367-376.

[14] Ban L，Guo S，Scherpbier RW，et al. Child feeding and stunting prevalence in left-behind children：a descriptive analysis of data from a central and western Chinese population. International Journal of Public Health，2015；41（3）：346-355.

[15] Zhao C，Wang F，Li L，et al. Persistent effects of parental migration on psychosocial wellbeing of left-behind children in two Chinese provinces：a cross-sectional survey. Lancet，2016；388 Suppl 1：S6.

[16] Wang X，Ling L，Su H，et al. Self-concept of left-behind children in China：a systematic review of the literature. Child：care，health and development，2015；41（3）：346-355.

[17] National Health and Family Planning Commission，UNICEF，National Centre for Women and Children's Health China CDC. Survival and development strategy for children aged 0-6 in China：from evidence to action. Beijing，2017.

[18] Lawn JE，Blencowe H，Waiswa P，et al. Stillbirths：rates，risk factors，and acceleration towards 2030. Lancet，2016；387（10018）：587-603.

[19] Ministry of Health. Report on Women and Children's Health Development in China. Beijing，2011.

[20] 郑睿敏，王临虹. 我国妇女孕产期抑郁状况与防治. 中国妇幼卫生杂志，2010（2）：95-99.

[21] Grantham-McGregor S，Cheung YB，Cueto S，et al. Developmental potential in the first 5 years for children in developing countries. Lancet，2007；369（9555）：60-70.

[22] 白剑锋，李红梅. 全面两孩，每年多生三百万人（政策解读·聚焦）. http://politics.people. com.cn/n/2015/1031/c1001-27760124.html. Accessed 4 April 2016.

[23] WHO. The World health report：2004：Changing history. Geneva：WHO，2004.

[24] WHO. Quantitative risk assessment of the effects of climate change on selected causes of death，2030s and 2050s. Geneva：WHO，2014.

[25] de Bernis L，Kinney MV，Stones W，et al. Stillbirths：ending preventable deaths by 2030. Lancet，2016；387（10019）：703-716.

[26] Benetti AND. Preventing disease through healthy environments. Engenharia Sanitaria E Ambiental，Geneva：WHO，2007.

[27] Vrijheid M，Martinez D，Manzanares S，et al. Ambient air pollution and risk of congenital anomalies：a systematic review and meta-analysis. Environmental Health Perspectives，2011；119（5）：598-606.

[28] Gilboa SM，Mendola P，Olshan AF，et al. Relation between ambient air quality and selected birth defects，seven county study，Texas，1997-2000. American Journal of Epidemiology，2005；162（3）：238-252.

[29] Rich DQ，Liu K，Zhang J，et al. Differences in Birth Weight Associated with the 2008 Beijing Olympic Air Pollution Reduction：Results from a Natural Experiment. Environmental Health Perspectives，2015；123（9）：853-A243.

[30] Kadir MM，McClure EM，Goudar SS，et al. Exposure of pregnant women to indoor air pollution：a study from nine low and middle income countries. Acta obstetricia et gynecologica Scandinavica，2010；89（4）：540-548.

[31] Zhang JL，Kang-Min HE，Wang SQ. Analysis of Blood Lead Levels and Changing Trend in Children in China. Journal of Environment & Health，2009：393-398.

[32] Group WB. World Development Indicators database. In：Group WB，2016.

[33] United Nations. Sustainable Development Goals. http://www.un.org/sustainabledevelopment/. Accessed 12 Jan 2016.

[34] United Nations. The global strategy for women's，children's and adolescents' health（2016-2030）. Italy：Every Woman Every Child，2015.

32